健康是人生第一財富

金塊文化

大國醫看診

看診

30位當代國寶級國醫大師
為您的健康把脈

焦亮◎著

CONTENTS

CONTENTS

CONTENTS

國醫大師養生治病方，造福每一位老人

　　現在的開發國家已經迎來了「銀色浪潮」，越來越多的人步入老年。2010年中國第六次人口普查顯示，中國大陸60歲以上的老年人口已達1.78億，占人口總數的13.26%。長壽人口增加是公共衛生水準提升、營養狀況改善及傳染病大幅度降低等因素共同作用的結果，說明了整個社會文明程度的提高。但是，不容忽視的一個問題是，這些60歲以上老年人的餘壽中有三分之二的時間處於「帶病生存」狀態。很多人在晚年被糖尿病、高血壓、冠心病、心肌梗死等病困擾，雖然長壽卻不健康，而一些失能老人的照護問題更是成為很多家庭的負擔。

　　相信不管你是剛步入老年，或已是古稀之年，對長壽的希望一定是無病無痛、神采奕奕，活力充沛的「長命百歲」，而絕不是在生病、痛苦、失能中度過的「床命百歲」。面對年齡不斷增長，衰老一步步逼近，我們究竟該如何應對？專家那裡有沒有面對老年疾病的特效方法呢？不知道大家有沒有發現，很多老中醫都是面色紅潤、耳聰目明、精神矍鑠，他們的養生秘訣或許更值得我們參考。

　　2009年中國國家人力資源和社會保障部、衛生部和國家中醫藥管理局在北京召開表彰大會，對新中國成立60年來首屆評選出來的30位國醫大師進行了表彰。俗話說「自古名醫多長壽」，這句話在國醫大師們的身上得到了很好的體現。他們

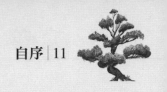

中間既有中醫、中藥專家，也有民族醫、中西醫結合專家，年齡最大的93歲，最小的74歲，從事中醫臨床或中藥工作均在55年以上。很多國醫大師雖然年至耄耋，但精神不老，足見養生有道。雖然他們的養生方法各有特色，但長壽之旅卻有共同成效。

顏德馨教授喜用紅花、桃仁、丹參、赤芍和柴胡組成的膏方，幫助身體行氣活血，延緩衰老；陸廣莘教授選用最便宜的「老三樣」作為日常保健：補中益氣丸、加味逍遙丸、防風通聖丸，再加一個六味地黃丸；李輔仁教授不做劇烈運動，幾十年堅持早晚各練習一次「十二段錦」，達到健身益壽，抗老防衰的目的；張鏡人教授根據自己的身體狀況，自創八節徒手體操加以鍛煉，使自己受益很大。

這些國醫大師不但繼承了古代醫家學術思想的衣缽，在養生方面也身體力行地為我們展示了傳統中醫中豐富多彩的養生文化。由於長年堅持，使得他們到了老年仍保持著年輕時旺盛的體魄和良好的心態。這些養生方法為我們打開了一扇通往健康長壽的大門，對普通大眾的養生具有重要的參考意義。除此之外，國醫大師們擁有幾十年的從醫經歷，對很多中老年人常見病有著自己獨特的診療經驗。

為了讓大師們的養生經驗給更多的中老年人帶來福音，也為了讓大師們的治病經驗能幫助更多患者，我們特別整理了30位國醫大師的專著、醫案、演講、採訪，乃至其弟子及相關工作人員的資料，編寫了這本書。本書一方面從不同的角度介紹

國醫大師們的養生經驗,另一方面全面、科學、系統地介紹了他們對中老年常見病的治病經驗或生活建議。在這裡,我們要對30位國醫大師,以及整理相關資料的醫界同仁表示由衷的感謝。

需要注意的是,本書中提到的一些治病方劑,只是作為大家治病過程中的一種參考,具體應用時一定要在醫生的指導下進行。另外,本書中提到的食療、穴位等刺激方法,只適用於日常養生保健和慢性疾病的日常調養。如果您的疾病是急性發作,請一定去專業的醫院治療,並詳細詢問治病期間的飲食宜忌。最後衷心祝願所有中老年朋友都能夠掌握養生精髓,健康快樂地走向天年。

第一章 國醫降壓方，血壓穩定健康才穩定

 國醫坐診

　　高血壓是老年群體中最常見的一種慢性病，也是對人類健康威脅最大的疾病之一。醫學上在診斷高血壓時，通常以收縮壓不超過140mmHg，舒張壓低於80mmHg為正常。如果舒張壓超過80mmHg就稱為高血壓，超過90mmHg，就可以直接確診為高血壓。高血壓患者除了動脈血壓增高外，還有頭痛、頭暈、乏力等常見症狀。根據本病的臨床特點，屬於中醫「頭痛」、「眩暈」等病範疇。

　　鄧鐵濤教授認為，高血壓病與肝的關係非常密切，因此調肝是治療高血壓病的重要一環，不過治肝不一定限於肝經之藥。他認為清代王旭高《西溪書屋夜話錄》對於肝氣、肝火、肝風的治療用藥頗廣，值得參考。在具體治療高血壓時，鄧老認為西藥的療效快，但作用不持久，中藥藥效雖慢，但是能治本，因此在治療時可以因勢先後結合使用。比如，在遇到高血壓危象時可先用西醫或針灸控制，之後中西藥並用，最後再純用中藥調和陰陽，以達到根治的目的。

　　在過去，高血壓一直以動脈血壓的高低作為辨病診斷的依據，臨床治療相應地也致力於降壓治療，根據服藥後血壓的升降情況來判別

療效。不過，如果單純採用降壓治療，往往只能緩解或穩定一時，一旦減藥或者停藥，血壓仍舊會反彈或波動，甚至加劇高血壓病症引起心腦血管的嚴重病變。因此，張鏡人教授認為，直接降壓是一種不理想的療法。同樣，朱良春教授也認為高血壓並不能作為疾病的根本病因而成為被壓制的對象。高血壓是一系列病理改變的集中體現，只能作為相關症狀發生機制中的一個中心環節，真正引起高血壓的病因由於生活習慣、遺傳、體質、性別、年齡等因素的不同存在著很大的差異。因此，對於高血壓患者的治療，降壓只是其中一個方面，更為重要的是消除其背後真正的病因。

車前子煎湯降低舒張壓

【大師精華】

服法為每日9克，經治1個月不效，則加至30克，水煎服。3個月為一個療程。其中對舒張壓降低特別具有臨床意義。

——顏德馨《跟名師學臨床系列叢書：顏德馨》

【國醫釋讀】

高血壓是老年人的常見病，真正理想的降壓藥還比較缺少。顏德馨教授早年受到雙氫克尿噻利尿降壓作用的啟發，曾選擇茯苓、澤瀉、車前子做研究，經過動物實驗和250例高血壓患者的臨床驗證，證明茯苓、澤瀉基本無效，而車前子的降壓效果不錯，有效率為82.5%，尤其是改善水腫、眩暈、頭痛、目糊、失眠等症狀的療效顯

著。尤為可貴的是，車前子不降低正常的血壓，對於血壓偏低者還能起到升壓的調節作用。

車前子是車前草的種子，種子和全草都可入藥，但車前子的作用較為突出。中醫認為它具有利尿通淋、滲濕止瀉的功效，還能清肝熱、明眼目。顏老經過臨床驗證，發現了它無與倫比的降壓功效。

車前子能夠降壓，尤其是對舒張壓的降低效果顯著。顏老認為這主要得益於它的三個特點：第一，車前子的利尿作用能減少細胞外液體及心輸出量，從而達到降血壓的作用，這一點和雙氫克尿噻的利尿降壓作用相似；第二，車前子中含有的車前子酸、琥珀酸等物能讓人體的某些組織產生組織胺或者直接作用於組織胺，從而使血管擴張，血壓降低；第三，車前子中的車前草素能興奮副交感神經，阻抑交感神經，使末梢血管擴張，從而導致血壓下降。

此外，車前子還有減慢心率、改善心功能、降血脂、鎮靜等作用，這些也是車前子可以降血壓的部分原因。

【健康回音壁】

在利用車前子降壓的同時，高血壓患者一定要注意自己的飲食調理。中國人的傳統膳食習慣有個非常突出的缺點，就是飲食中含鹽量偏高，特別是喜吃鹹魚、鹹肉、醬菜和醃菜的人，鹽攝入量過高，這對防治高血壓病很不利。不少高血壓患者，特別是舒張壓高的人，如果不限鹽，單純服藥，療效很差。限鹽後藥效很快出現，有的人用藥量還可以減少，個別病人甚至可以不必用藥。因此，患者在飲食中務必遵循「低鹽」原則。

顏老簡易效方，活血化瘀降血壓

【大師精華】

海藻9克，莪朮9克，煎湯常服。本法能降壓、增加血流量和軟化血管。

——顏德馨《常見病的中醫自診和調治》

【國醫釋讀】

顏德馨教授行醫70餘載，總結多年臨床經驗，結合《黃帝內經》「人之所有者，血與氣耳」之說，認為氣血是人體臟腑、經絡、九竅等一切組織器官進行生理活動的物質基礎，提出了「氣為百病之長，血為百病之胎」、「久病必有瘀，怪病必有瘀」的學術觀點及調氣活血為主的「衡法」治則。也就是說，通過疏通臟腑氣血，使血液暢通，氣機升降有度，從而祛除各種致病因素。

對於高血壓的治療，同樣也可以應用這一原則。如果血壓的升高和瘀血有關，顏老強調治療時要活血化瘀，如此才能提高療效。身體有了瘀血，從舌頭上就可以看出來，患者舌質多暗紅。一般可以通過看舌面上的紅點，或舌邊緣是否是紫色，或舌下靜脈是否變粗，是否青紫，這些都是瘀血的重要表象。

活血化瘀的方子有很多，本文介紹的是顏老的簡易效方。以下具體分析一下方中的海藻和莪朮。

海藻生活在浩瀚的海洋中，與陸地植物相比，它既沒有複雜的根，也沒有粗壯的莖，更沒有鮮豔的花和甜美的果，可謂貌不驚人的「小植物」。不過俗話說「人不可貌相」，植物也如此。海藻雖然其

貌不揚，卻自古就是治療高血壓的良藥。很多治療高血壓的中藥方劑中就使用了多種海藻，如海蒿子、羊棲菜、海柏、海帶和巨藻等。傳統中醫學認為，它可以軟堅，使硬化的血管變軟；同時它還能化痰，清除管壁內痰濁，因此可降血壓。現代研究則證明，海藻的降壓作用源於海藻體內多種降壓物質，如海帶氨酸、絲氨酸、蛋氨酸、維生素B₆、葉綠素和小球藻糖蛋白等，這些物質都有明顯的降壓作用。

莪朮味苦、辛、性溫，有破血行氣之功。《開門本草》說莪朮分為有毒和無毒兩種，古人在採收莪朮時，先讓羊吃，羊不吃的就是有毒。作為藥材使用的莪朮，取自莪朮、廣西莪朮和溫鬱金的根莖。如果莪朮沒有切片，整個藥材硬得就像石頭一樣。以前有很多老中醫講，藥物長得越硬，破結的能力就越強，所以莪朮的破血行氣作用很強。人體內如果出現了瘀血，依靠自身之氣很難破開，此時就可以用莪朮這樣的藥物，借它的藥氣，引導人自身的氣。從這個意義上來看，莪朮就好像一個鑿子樣的工具，能將人體內的鬱結鑿破，方便氣血運行。

海藻與莪朮的配合可謂強強聯手，從活血化瘀的角度幫助患者降血壓。不過需要注意的是，海藻不可與甘草同服，也不宜脾有濕者服用。

【健康回音壁】

海藻也可與其他食物搭配而成高血壓患者的食療方。在此推薦海藻海帶黑豆湯，做法如下：

準備海藻、海帶、海參各50克，黑豆200克，鹽5克。先將海藻洗淨，海帶切絲，海參發透，順切長條薄片，黑豆洗淨，去泥沙。將海

藻、海帶、海參和黑豆一起放入鍋內，加清水1公升燉煮，先用武火燒沸，再用文火煮90分鐘，加鹽即成。

高血壓患者可每日食用一次，每次吃黑豆及海鮮50克。

鄧鐵濤推薦的泡腳法，降壓效果明顯

【大師精華】

牛膝、川芎各30克，天麻15克，鉤藤、夏枯草、吳茱萸、肉桂各10克。加水2公升煎煮，水沸後10分鐘，取汁趁溫熱浴足30分鐘，上、下午各一次，2～3周為一療程。降壓效果明顯。

——鄧鐵濤《鄧鐵濤醫案與研究》

【國醫釋讀】

高血壓患者如果單獨服用藥物治療，可能會有一些副作用或者療效不穩固，因此，還應多配合一些非藥物療法來加強和鞏固藥物的作用，或減少藥物的用量，以達到穩定降壓的目的。泡腳療法就是其中一種不錯的選擇。

中國人是非常講究泡腳的，民間就有「熱水泡泡腳，勝似吃補藥」的說法，簡明精確地道出了熱水泡腳對身體的益處。鄧鐵濤教授在治療高血壓病時，也會給出中藥泡腳的輔助治療方法。方中的牛膝歸肝、腎經，具有活血祛瘀引血下行的功能。高血壓患者多由於氣盛於上，血虛於下，上盛下虛，導致氣血失衡，而引血下行法有助於恢復人體的氣血自穩調節。

　　川芎在中藥中有輕微鎮靜、降壓作用，現代藥理研究也表明川芎可使腦血流量增加、血管阻力下降，有明顯的鎮痛作用；天麻和鉤藤均有平肝熄風之效；夏枯草性苦辛而寒，入肝、膽經，能清肝明目，消腫散結；吳茱萸主入肝經，善疏肝下氣，煎湯泡足可引火下行。

　　這些中藥需要先用砂鍋煎煮，然後將煎好的藥液去渣倒進桶裡，再加入熱水，每天浸泡30分鐘。水溫和水量都是泡腳時的重點，通常認為，水溫適宜在40～50℃左右，水量則以沒過小腿三分之二為最佳。因為只有用直達膝部的高水位泡腳，才能充分促進人體血液循環，令泡腳降血壓的效果更充分。

【健康回音壁】

　　泡腳時一定不能用金屬盆或者塑膠盆，否則會使藥液中有效成分受損，木盆或陶瓷盆較佳。另外，腳部和腿上的皮膚有破損、傷口時要暫停泡藥。

逍遙散——排解鬱悶，降血壓

【大師精華】

　　除了這些常用的「平肝」、「熄風」、「養陰」、「重鎮」等類藥物外，下列古方，亦可供選擇：如逍遙散治「頭痛目眩，頰赤口苦，倦怠煩渴，抑鬱脅痛」，方用當歸、芍藥、白朮、茯苓、柴胡、甘草、生薑、薄荷等。

——何任《何任醫學經驗集》

【國醫釋讀】

　　杜仲、夏枯草、黃芩、桑寄生等都是對高血壓有效的中藥，現代醫學對此已經有了試驗和證明，根據何任教授的臨床經驗，這些中藥對高血壓確有療效。一般中醫常用的「平肝」、「熄風」、「鎮逆」的中藥，如黃連、菊花、鉤藤、白芍、石決明、牡蠣等，對高血壓等病有治療作用，而除了這些常用中藥外，何老認為逍遙散這種古方亦可用於高血壓病的治療，若能辨症使用，可收到不錯療效。

　　逍遙散出自《太平惠民和劑局方》，由當歸、白芍、柴胡、白朮、茯苓、甘草、生薑、薄荷組成，具有疏肝解鬱、健脾養血的功效，因為「解鬱」的功效顯著而命名為「逍遙」，為治療肝鬱脾虛的經典代表方劑。如果一個人長時間心情不暢，肝鬱日久容易化火，肝火上炎，氣血隨之上行，則血壓升高；或者肝鬱日久後引起氣滯血瘀，也會引發高血壓。而逍遙散能調節情志方面的疾病，根據方劑名稱的意思，肝鬱之人吃了會精神痛快，逍遙自在。

　　逍遙散可從三個環節調整臟腑功能，包括肝鬱、血虛、脾虛。脾為氣血生化之源，肝藏血，主疏泄。如果肝鬱生火，就會消耗陰血；陰血虛，肝失濡養就會燥而生風、生火，又消耗陰血；血虛又導致肝鬱，肝鬱反過來又會影響到藏血功能。脾虛不能運化水穀，化生氣血，肝無血而藏，肝血不足，又會導致肝氣不舒。所以在逍遙散的方證中，三者是相互影響的。

　　方中的當歸是補血活血之藥，最適宜血虛而滯之病的證治。當歸味苦辛，性甘溫，苦可以瀉肝，誘發肝中的鬱火，辛可以疏通肝中的血滯，甘溫之性則可以補氣健脾；白芍酸苦微寒，可以滋陰養血，還

可以滋脾陰。當歸和白芍共為君藥，二者一寒一溫，相配可以調理陰陽平衡，一散一收又能調理肝氣；白尤和茯苓是臣藥，專門針對因脾虛運化功能低下導致的生血不足而致肝藏血不足；柴胡可以疏肝；少量的薄荷入肝經，可以散肝熱；煨生薑可以溫補胃氣。諸藥合用，共奏疏肝解鬱、健脾養血之效，對肝鬱引起的高血壓有不錯的療效。

【健康回音壁】

現在也有根據逍遙散製成的中成藥，名為逍遙丸。這種疏肝解鬱、健脾養血的藥物，除了對肝鬱引起的高血壓有效外，還是婦科的常用藥物。對於肝鬱氣虛所致的兩肋作痛，頭痛目眩，口燥咽乾，疲乏，月經不調，乳房作痛，痛經等較為有效。每服6～9克，日服1～2次。

甩動上肢，調理氣血防止高血壓

【大師精華】

雙手輕輕握拳，由前而後，甩動上肢，先向左側甩動，再向右側甩動，然後兩肢垂於身體兩側甩動，各24次。本法有舒展筋骨關節、流通經絡氣血、強健上肢的作用，可預防肩、肘、腕關節疾病，還可調節氣血，防治高血壓。

——王玉川《中醫養生學》

【國醫釋讀】

　　高血壓患者可以適當運動，尤其是腦力勞動或肥胖者更需要進行輕柔的運動，這對於恢復身體健康大有裨益。王玉川教授介紹了一種甩動上肢的運動，對降血壓有一定作用，不妨一試。

　　甩動上肢的要旨是心平氣和，摒除雜念，自然放鬆，悠閒自得地利用雙手的左右、前後搖擺，疏通經絡，行氣活血，刺激「十指連心」的各部位，使腦在有節奏的興奮與抑制中，健腦益智。由於兩肢在體側時前後搖動，雙腳為了維持身體重心，自然也會一虛一實地向地面踩、放，從而產生按摩湧泉穴的作用。湧泉穴是足少陰脈的源頭，對於防治高血壓有一定的效果。

　　這種練習方法能讓氣血到達人的四肢末梢，幫助身體排出不潔之氣。而且基於十指連心的道理，氣血還會回流循環到五臟六腑，使全身氣脈暢通，筋骨鬆開，使身體靈活、有彈性。

　　甩動上肢的運動會牽動整個身體運動起來，從而促進血液循環，防治高血壓。雖然做起來有些枯燥，但是，健康的身體恰恰來源於每天的堅持。如果工作比較繁忙，可以在每天晚飯前幾分鐘甩一甩手，工作間隙也可以做一做，如果每天能堅持做10分鐘，效果會更好。經常這樣甩動上肢，能甩掉亞健康，甩出好身體，讓你神清氣爽、身心通透、容光煥發。

【健康回音壁】

　　活動上肢的運動，還有一種更為簡單的平甩功。這個功法學起來也很簡單，現在就看看平甩功的具體做法吧！

1.兩腳分開與肩同寬，氣定神閒。輕輕地將雙手舉起來，掌心向下，平舉至胸前。

2.兩手自然地前後甩動，保持輕鬆，不要刻意用力。

3.當甩到第五下的時候，微微屈膝一蹲，輕鬆地彈兩下後，繼續甩手。蹲下的時候，雙手是從體前甩到體後，要起身時則是從體後甩到體前。

4.收功的時候，雙手自然地慢慢停擺，眼睛閉上，呼吸調勻。

5.練完之後，慢慢喝一杯溫開水，更有助於氣血循環、氣機穩定。

練功時不要越甩越快，可以心裡默念1、2、3、4、5，然後到第五下的時候，屈膝下蹲。甩手的時候，雙手在身前要保持擺平，高度不超過肩膀。蹲下的高度可視自己的放鬆狀況，選擇高蹲或低蹲。

淘米水配中藥，煎湯洗腳能降血壓

【大師精華】

明礬60克，桑葉、茺蔚子各30克，米泔水1～1.5公升，共同煎湯泡腳。

——朱良春《國醫大師學術經驗研讀錄》

【國醫釋讀】

米泔水是大米或糯米淘洗時第二次濾出的白色混濁液體，也就是淘米水。中醫認為，米泔水性味甘、涼，無毒。《本草綱目》記載其

有清熱、止煩渴、利小便、涼血、解毒等功效。《本草分經》記載：「米泔，清熱涼血，利小便，用第二次者。」

米泔水加明礬、桑葉、茺蔚子後煎湯，可以作為高血壓患者泡腳時的藥液。其實在《金匱要略》中就有米泔水與明礬煎湯泡腳的記載，文中說：「礬石二兩，以漿水一斗五升，煎三五沸，浸腳，良。」其中，明礬能夠導濕下行、收斂心氣、消痰止血；米泔水則能護心、養心胃之氣；桑葉具有祛風清熱、清肝明目的功效；茺蔚子是益母草的種子，擅長解鬱平肝、活血祛風。

將明礬、桑葉、茺蔚子和米泔水一起煮沸後，倒入洗腳盆中，再倒入適量溫水，以浸沒腳踝為宜，之後坐在椅子上，先利用藥液的熱氣熏腳，然後再泡腳。

【健康回音壁】

米泔水對皮膚瘙癢也有一定的作用。取米泔水1公升倒入鐵鍋內，加入100克食鹽後煮沸5～10分鐘，晾在洗臉盆中。等水稍涼後，用消毒後的毛巾蘸洗患處，每次2～3分鐘，每天2～4次，療效顯著。

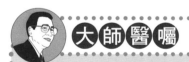

血壓的升高和患者的精神狀態、工作的緊張程度關係較大，鄧鐵濤教授認為患者妥善安排自己的環境與生活、工作十分重要。當然，內因是決定因素，因此患者最好能自己從思想上重視預防工作，平時工作時注意勞逸結合。氣功和太極拳等體育療法已被證明行之有效，因此鄧老認為，不管是預防還是

治療，高血壓患者都可酌情採用，有可靠的作用。

　　郭子光教授建議患者在飲食上要減少鹽的攝入量，避免辛辣厚味，肥胖患者還需要節制食量。除了多吃蔬菜以及適量的水果、瘦肉、豆腐之外，患者還可食用桑葚粥、薏苡仁粥、枸杞粥等。起居上，高血壓患者要注意休息，保證充足的睡眠，還要戒煙戒酒，避免過勞；另外，還要定期測量血壓，密切關注有無神志方面的症狀，以免中風。

　　此外，高血壓患者還有一個非常重要的禁忌，那就是不要忍便不解。這是王玉川教授在《中醫養生學》中提到的，因為有便強忍會令糞便中的毒素被腸組織黏膜吸收，危害人體。而且一旦排便，強掙努噴之中，可能會過度增高腹內壓，導致血壓上升，尤其對高血壓、動脈硬化者不利，很容易誘發中風病。而且，忍便不解會讓腹內壓增高，痔靜脈充血，由此引起痔瘡、肛裂等病。患有高血壓的老年患者更應提高警惕。

第二章 糖尿病國醫方，
綜合調理平穩降糖

國 醫 坐 診

　　糖尿病是一種常見的內分泌代謝紊亂性疾病，其基本病理為絕對或相對性胰島素分泌不足引起的代謝紊亂。最常見的表現就是「三多一少」，即多飲、多尿、多食和體重減輕。患病時間較長者，還容易伴隨著腦、心血管、腎、眼、神經、皮膚及足等部位的病變。在中醫裡，糖尿病屬於中醫「消渴病」範疇。中醫對糖尿病的認識很早，成書於戰國至秦漢時期的《黃帝內經》稱之為消，有「消渴」、「肺消」、「鬲消」、「消中」等病名，書中對糖尿病的病因、病機、治法以及飲食宜忌等均有詳細論述。

　　古代醫學對糖尿病多從上、中、下三消來分門別症，顏德馨教授認為，這種分法雖然從症狀上闡發頗合臨床治療，但如果能從疾病的輕重緩急判斷，則更為明確。糖尿病患者之初始於太陽陽明病，表現為肺熱胃火的機能亢奮之象，之末常在厥陰少陰，肝腎陰虧是其本，肺胃燥熱乃其標。顏老認為，脾胃是津液輸布的樞紐，因此也是糖尿病病因的關鍵。對此，近代名醫張錫純先生曾經說過「消渴一症，古有上中下之分，謂其症皆氣鬱中焦而及上下」。此外，如果是病勢急

爆的患者，在患病之初可能就有傷肝腎的表現，這也是需要注意的。總之，在顏老看來，糖尿病之輕者、緩者、早期者，病因多在中上焦，重者、急者、晚期者則多在下焦，通過這樣辨別病症，在治療時更加得心應手。糖尿病較難治癒，多數患者一生都飽受其折磨，但這並不意味著沒有治癒的可能，只要對症下藥，再加上患者自身的積極配合，便能夠恢復健康。任繼學和張琪兩位教授都注意到，糖尿病的後期，患者的「三多」症狀已經消失，但血糖、尿糖沒有減少，甚至比前一階段更高，伴有疲倦乏力、口乾、腰脊下肢酸軟的現象。任繼學教授認為，此時「當以調理陰陽，填培臟腑，固護本元為要」。尋常藥力恐怕不夠，而應用血肉有情之品，以便同類相求，可直補臟腑氣血，作用迅捷而功效持久。臨床上，任老尤其喜用靈龜做主藥，此外治消渴的方中還常出現淡菜、鱔魚、蠶蛹、海參等物。

張琪教授則主張：「宜用益氣滋陰，補腎潤肺之劑治療。」他自擬的益氣滋陰飲在臨床使用上，效果頗佳。對於頑固難治及中型糖尿病患者，張老常採用中西藥結合的治法，先將西藥降糖藥與中藥合用，等病人的血糖恢復正常，尿糖轉陰後，再逐漸減少西藥的用量，最後只用中藥治療以鞏固療效，直至完全緩解。這種中西藥的合用，必須有針對性地按步驟使用，以免貽誤病情。

緩解糖尿病口渴，班老教你自製荷根茶

【大師精華】

鮮白茅根、鮮荷葉、鮮葛根適量，煎水代茶頻頻作飲，可緩解糖

尿病口渴發熱之症。

——班秀文《班秀文臨床經驗輯要》

【國醫釋讀】

糖尿病患者平時也可以自製藥茶，緩解口渴症狀。班秀文教授認為，老年人本身生理功能衰退，免疫力低下，因而在生病後，病機和病因方面都有其特殊性。這時治病可選用一些食療方輔助治療。

班老介紹的這一藥茶方很簡單，只有三味藥：白茅根、荷葉和葛根。

《本草圖經》記載：「茅根，今處處有之。春生芽，布地如針，俗間謂之茅針，亦可啜，甚益小兒。複生白花，茸茸然，至秋而枯，其根至潔白，亦甚甘美，六月採根用。」過了陽春三月，茅針就能吃了，田間路邊、河畔坎間，以至於墳頭渠邊都有它的影子。剝開蔥綠的葉衣就能看見白色的軟針，咬在嘴裡，滿口清香。六月後的白茅根，吃起來甜甜的，是很多人幼時經常拿來當零嘴的食物。中醫認為，白茅根性甘寒，入肺胃二經，能清肺胃之火，所以在熱病煩渴上，可將它當做輔助藥應用。

荷葉有種似有似無的清香，夏季人們很喜歡用荷葉做飯，幫助清暑熱，比如荷葉粥、荷葉蒸飯等。荷葉的根莖生於淤泥，而不染纖塵，它的藥理作用和其植物特性有關，能夠疏泄濕濁、清除暑邪。而且，在解暑的同時，能提升人的脾胃陽氣，達到健脾祛濕的目的。荷葉性平，以苦味入心平心火，常用於暑濕煩渴。

葛根也是一味治消渴時的常用中藥。《神農本草經》記載「葛根，味甘，平。主消渴、身大熱、嘔吐、諸痹，起陰氣，解諸毒」。

歷代用來治療糖尿病的方劑中也不乏用葛根的，比如張錫純在《醫學衷中參西錄》書中提到的玉液湯即用到葛根來治療消渴。現在，人們通過對葛根主要成分的提取、分離和鑒定，發現葛根素具有降血糖，擴張外周血管，特別是有擴張冠狀動脈血管、抑制血小板聚集等作用，從而具有治療糖尿病的效果。

　　糖尿病患者若有口渴發熱症狀，平時就可以用鮮茅根、荷葉、鮮葛根煎後代茶飲。什麼時候渴了，就喝上一杯，既能祛熱止渴，又有助於緩解病症。

【健康回音壁】

　　「口渴多飲」反映了糖尿病患者體內陰陽之盛衰、虛實，津液存亡等狀況，因此醫生在診病時常將口渴作為診斷糖尿病的依據之一。不過，需要注意的是，口渴可見於多種疾病，尤其是熱病。只有在伴有多食、多尿、消瘦特點，且血糖、尿糖升高等情況時，才可診斷為糖尿病。

朱老善用蟲藥，妙用蠶繭、僵蠶降血糖

【大師精華】

　　已出蛾的桑蠶繭10克，水煎，每日1劑，對消渴病之口渴，多食易饑，小便頻數者，有生津止渴、降糖之功；炙僵蠶研細末，用0號膠囊裝盛，每服8粒，1日3次，並取鮮萹蓄洗淨，切碎搗爛取汁約50毫升，溫飲之，可提高療效，一般1～2周即見症狀改善，堅持服用，血

糖、尿糖均可控制。

——朱良春《碥石集（二）》

【國醫釋讀】

蠶是我們生活中常見的一種昆蟲，牠們不僅是絲綢原料的主要來源，對糖尿病患者而言它還有很高的藥用價值。朱良春教授認為已經出蛾的桑蠶繭以及炙僵蠶，有生津止渴、降糖功效，有血糖高困擾的人不妨將其作為日常保健的一味藥材。

《本草綱目》記載蠶繭「煮湯治消渴，古方無他」。中醫認為，蠶繭性味甘溫和緩，溫而不燥，補而不膩，以血肉有情之身，善補至虛至損之精氣。現代藥理研究證明蠶繭含絲纖維蛋白、絲膠素，有擬膽鹼作用，並含鐵、氟、錳、鋅等微量元素，能降糖解渴，治小便過多。

不光蠶繭有降糖功效，炙僵蠶同樣也很適合糖尿病患者食用。僵蠶是家蠶感染白僵菌而致死的乾燥蟲體，又稱為「天蟲」。根據朱老的經驗，一般服用炙僵蠶1～2周後病人的症狀就會得到改善，堅持服用，可控制血糖、尿糖。《本草綱目》記載僵蠶「為末飲服，止消渴」，它具有化痰消堅、活絡通經之功，因此有調節糖代謝紊亂之作用。

現代藥理研究也表明，僵蠶體內含有一種具有特殊功能的蛋白質，能通過對腎上腺皮質的刺激作用，調整病人分泌及代謝方面的平衡，增加體內的葡萄糖利用率到正常程度。而且，僵蠶的不良反應小，可長期服用，療程越長，效果越好，且不易復發。

【健康回音壁】

蠶繭也可以作為糖尿病患者的食療方，在此為大家介紹一款蠶繭湯。準備蠶繭10克，枸杞子15克，豬胰1具。將豬胰洗淨後切片，然後與洗淨後的蠶繭和枸杞子一同放入鍋中加清水煮熟，最後加入調味品即可。食豬胰，飲湯，每天2次。蠶繭湯具有滋補肝腎，滋陰潤燥的功能，適合1型糖尿病因肺肝腎均虛，出現口乾渴、腰膝酸軟等症食用。

糖尿病心煩者，不妨吃點小麥麩粥

【大師精華】

小麥麩粥，治療糖尿病心煩，症狀可明顯減輕。

——李輔仁《李輔仁治療老年病經驗》

【國醫釋讀】

小麥麩，也稱為麥糠。小麥磨成麵粉後需要過篩子，篩過去的是麵粉，沒過去的就是麥麩。在農村，小麥麩多被當做無價值的下腳料摻雜在家禽家畜的飼料中。不過，在中醫上，小麥麩是治療糖尿病的一味良藥。李輔仁教授認為，小麥麩熬成粥後，可以輔助治療糖尿病心煩者，效果不錯。

中國歷代醫學專家都很重視麥麩的藥用保健功效，中醫學認為，小麥性味甘、微寒，入心、脾、腎三經，有養心益腎、健脾和血、清熱調中等功效，並可「除心煩，治消渴」。李時珍在《本草綱目》中記載，麥麩可治「撲損傷折瘀血」，並能「益氣除煩」。現代醫學研

究證實，麥麩中含有大量的膳食纖維，能夠減緩身體對糖類的吸收速度，讓血糖波動的高峰降低。同時麥麩中的鉻可以提高胰島素的敏感性，保護胰島 β 細胞功能，使血糖平穩，對於改善餐後血糖波動有良好的作用。

需要注意的是，麥麩雖然是降糖的「好幫手」，但它只是作為主食的補充劑，並不是「多多益善」。因為麥麩中含有大量的膳食纖維，過多食用可能會使其在腸道堆積、發酵，引起腹瀉、腹脹等不適感。

【健康回音壁】

麥麩除了熬粥食用外，還可以做成大餅或者饅頭，當點心食用。麥麩餅的材料如下：500克麥麩，雞蛋3個，純植物油少許，酵母5克。做時先用35度左右的水化開酵母，然後把麥麩與水攪拌均勻，加上雞蛋後和好麵，蓋上濕布或者保鮮膜放置一會兒，之後就可以用鐵鍋烙餅了，等餅子發黃，聞到香甜味後基本就可出鍋食用。

做麥麩饅頭時，需要將麥麩與麵粉的比例調成3：2，之後加入適量的食用油、雞蛋、蔬菜拌勻後蒸熟食用。

周老推薦的食療方：山藥、蠶蛹、豬牛胰臟

【大師精華】

用山藥蒸熟去皮，每日適量食之，或蠶蛹炒香隨意食用；並可用豬、牛胰逐日做菜食之，亦可焙乾研粉，日食10～15克，取其以臟補

臟之意。

　　　　　　　　　　——周仲瑛《周仲瑛臨床經驗輯要》

【國醫釋讀】

　　國醫大師周仲瑛教授認為，飲食調護對糖尿病有著特殊的意義，除了一般控制外，還要重視食療的作用。為此，他給出了蒸山藥、炒蠶蛹、豬牛胰當菜食的食療方。

　　山藥既是食物又是中藥，好吃又滋補。中醫講「山藥健脾、補肺、固腎、益精；治脾虛、泄瀉、療消渴」。根據現代研究資料顯示，山藥確有降血糖的作用，在一些中藥古方中，也往往辨症加入山藥治消渴，這些都說明，山藥對糖尿病患者是有益的。吃山藥也是有講究的，每次不宜食用過多，但要久服方能見效。因為山藥中的澱粉含量很高，一次吃太多會使血糖上升。另外，山藥還有一個缺點，它的黏液中含有植物鹼和皂角素，這兩種物質有很強的刺激性，如果削皮時手碰到了它們容易過敏、發癢，用水洗也無用。所以，把它蒸熟後再去皮，這樣避免了手碰到山藥黏液的麻煩，還能更好地保護山藥中的營養物質。

　　蠶蛹也可以藥食兩用，作為一味中藥，它具有化痰散結、祛風瀉火，止消渴等功效。明代醫藥學家李時珍在《本草綱目》中說，蠶蛹「煎汁飲，止消渴」。《增注本草從新》記載：「蠶蛹甘溫，能瀉膀胱相火，引清氣上潮於口，止消渴。」現代藥理研究也指出，蠶蛹具有降低血糖的作用，單味蠶蛹應用於治療糖尿病，也有不錯的效果。周老建議大家可以將蠶蛹炒後食用，吃起來香酥可口。做法跟其他的菜一樣，入油鍋翻炒即可，不過在此之前要先用淡鹽水煮一下，一是

可以殺菌，二是這樣的蠶蛹炒起來不爆肚，還容易入口。

豬胰和牛胰食療方是周老依據「以臟補臟」理論提出的。近世醫家張錫純針對這種臟器食療指出，「病人服之，不但療病，並可充饑，不但充饑，更可適口。用之對症，病自漸癒，即不對症，亦無他患」。其實在民間，常有用動物胰臟治療糖尿病的經驗。名醫葉橘泉先生在《食物中藥與便方》也曾介紹：「糖尿病，口渴、尿多、饑餓：新鮮豬胰臟一具，洗淨於開水中燙至半熟，以醬油拌食，每日一具，有胰島素作用。」

【健康回音壁】

吃可謂是最令糖尿病患者糾結的事情了，很多患者誠惶誠恐，生怕多吃了東西使血糖上升；有的人擔心自己的血糖升高，嚴格控制自己的主食，每天都餓肚子，這樣做短期來看，餐後兩小時血糖可能有所下降，但長期下去反倒會促使血糖升高。其實，飲食上，中醫並不提倡嚴格節食，可採用少量多餐法，食量以吃完飯舒適為度，以不減輕體重為標準。另外，還要禁食多糖、多脂、水果、飲料及油炸食物，這樣做才是促進胰島功能恢復的積極措施。

糖尿病多飲者，地錦草煎湯代茶效果好

【大師精華】

地錦草30克，煎湯代茶，每日服之。

——顏德馨《常見病的中醫自診和調治》

【國醫釋讀】

糖尿病的症狀不同，治療的方法自然也有所不同。燥熱傷肺，肺津不足的病人以多飲為主要表現，伴有口乾舌燥、尿頻量多的症狀。治療時，以清熱瀉火、生津止渴為主要原則。對於這些症狀，顏德馨教授給了一個簡易療法──地錦草煎湯。

根據顏德馨教授的經驗，地錦草能使尿糖消失。地錦草的別名很多，《本草綱目》提到它又名草血竭、血見愁、馬蟻草、雀兒臥單、醬瓣草、猢猻頭草。李時珍解釋說：「赤莖布地，故曰地錦。專治血病，故稱為血竭、血見愁。馬蟻、雀兒喜聚之，故有馬蟻、雀單之名。醬瓣、猢猻頭，象花葉形也。」

地錦草是臨床上常用的一種草藥，根據顏老的經驗，鮮品的效果更好。除了可以煎湯代茶飲外，還可直接將地錦草切成小段後泡茶。

【健康回音壁】

地錦草大多鋪地而生，選擇的地方都比較僻靜和清雅。大家在採摘地錦草時，一定要分清地錦草和斑地錦：斑地錦的葉面有紫斑，葉背有白色短柔毛；莖枝有白色細柔毛，而地錦草葉面無紫斑，莖葉通常沒毛。另外，《本草綱目》中說它「斷莖有汁」，雖然地錦草的莖葉細小，但扯斷時會立即流出白色的汁液，這也是和斑地錦的一個區別。如果不方便採地錦草，可以在藥店購得乾品後煎湯代茶飲。

養生從嘴開始，細嚼慢嚥降血糖

【大師精華】

1958年，我做過一個試驗，讓50個糖尿病患者乾嚼消毒過的海綿，嚼半小時吐掉，結果一查，血糖、血脂指標都降低了。

——陸廣莘《國學堂：梁冬對話陸廣莘第六講》

【國醫釋讀】

飲食治療是對付糖尿病不可或缺的手段之一，合理的飲食控制，有利於控制血糖。因此，對糖尿病患來說，「吃」可說是一件大事。然而，一些糖尿病患者往往只在意每日總攝入量及食物含糖量的高低，往往忽視了吃飯速度。

老人常常講，吃飯時要細嚼慢嚥，這句話尤其應成為糖尿病患者的金玉良言。陸廣莘教授認為，細嚼慢嚥能夠有效防止血糖過分升高。吃得慢了，大腦有時間來發出「吃飽了」的信號，不會導致暴飲暴食增加過多的熱量。而且細嚼慢嚥時，舌頭可以充分發揮其配合作用，舌頭上分佈著味蕾細胞，細嚼慢嚥可以讓飯菜的味道充分刺激這些味蕾細胞，進而促進胰島細胞分泌大量胰島素，可以大幅降低餐後血糖。

另外，粗嚼急嚥會加重胃和胰腺等臟器的負擔，時間一長，容易導致一些疾病發生。其實，對於飲食的宜緩問題，古人早有認識：「飲食緩嚼，有益於人者三：蓋細嚼則食之精華，能滋補五臟，一也；脾胃易於消化，二也；不致吞嗆噎咳，三也。」這一總結，至今看來仍是非常有道理。

　　有的糖尿病患者因為年紀大了不喜歡嚼東西，而喜歡喝點稀粥。陸老建議，老年人吃飯時最好還是經常吃點乾飯咀嚼一下，即便是粥也要有點兒嚼頭，以免使口腔的能力逐漸退化。而且，人在咀嚼的過程中會分泌唾液，這被古人稱為「金津玉液」，對我們的健康長壽非常有利。

　　總之，糖尿病患者要想養成良好的飲食習慣，一定守好咀嚼這道大門。養生本來就沒什麼訣竅，重要的是能從一個好的習慣堅持下去。

【健康回音壁】

　　如何細嚼慢嚥呢？一般來說，醫生建議大家在吃早餐時可用15～20分鐘的時間，中餐和晚餐則在半小時左右。對老年人而言，每口飯菜應咀嚼25～50次左右，只有這樣才可以給飽食中樞足夠的興奮時間。放慢飲食速度，精心享受每一道美食，既要細嚼慢嚥，還要真正地讓味蕾充分地享受每一種味道。

張琪治療消渴病，自擬益氣滋陰飲

【大師精華】

　　余自擬益氣滋陰飲用之頗效。藥用：黃芪50克，人參15克（或黨參30克），玉竹20克，生地25克，山藥25克，枸杞子20克，天冬20克，菟絲子15克，女貞子15克，玄參20克。

──張琪《當代名醫臨症精華：消渴專輯》

【國醫釋讀】

糖尿病患者患病時間過長，在經過中西藥物的治療後，常不具備「三多」症狀，不過，他們的血糖和尿糖並不會因此而下降，甚至會有增高現象。通過診斷後，發現他們脈弦滑，舌紅苔燥，表現出疲倦乏力，口乾，腰脊下酸軟等症。張琪教授認為這是氣陰兩傷、肺腎陰虛之症，治療時宜使用益氣滋陰、補腎潤肺之劑。臨床上，張老使用自擬的益氣滋陰飲用於治療，療效頗佳。

這個方劑中的人參和黃芪有益氣之功，而玉竹、生地、枸杞子、菟絲子、女貞子和玄參則可補腎滋陰，故為此名。人參自《神農本草經》以來，一直被視為珍貴補品，廣泛應用於臨床各科，它可「益氣、補五臟、生津止渴」；黃芪也有益氣之功，《名醫別錄》謂其「補丈夫虛損，五臟羸瘦，止渴……益氣利陰氣」；人參和黃芪的合用有益氣補五勞虛損、生津止渴的作用。玉竹性味甘平，養陰潤燥，除煩止渴；生地清熱生津，涼血止血之力強，還有補腎水之功；山藥、枸杞子、女貞子和菟絲子可補肝腎，生津益氣；玄參滋陰清熱。諸藥合用，共同發揮其補益肝腎、滋陰潤臟、益氣生津的作用，對於治療糖尿病日久氣陰不足的患者，頗為適宜。

張老將益氣滋陰飲用於臨床上後，通過大量的病例觀察，發現大多數病人用後體力漸增，疲勞感逐漸消失，多飲多尿的症狀也隨之消失。而且，伴隨著這些症狀的消退，患者的血糖和尿糖也出現下降趨勢。

【健康回音壁】

糖尿病的典型症狀是「三多一少」，尿中排糖量的多少是產生這

些症狀的主要原因。所以，當血糖很高時，從尿中排泄的糖分就多，症狀就明顯。但是現在許多2型糖尿病人，尤其是肥胖者，還不能使排泄的尿糖達到從尿中大量排出的水準，這在臨床上可能造成沒有出現典型症狀，一些病人就因此認為自己的病情控制得很好，開始放鬆警惕，時間一長，臨床上又會出現疲乏無力、精神不振等表現。因此，平時當尿糖呈陰性時，還是應當經常檢測血糖，以瞭解血糖控制的程度如何，以便及時調整治療方案，千萬不要掉以輕心。

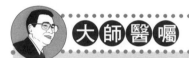

大師醫囑

　　說起糖尿病，很多人會想到胰島素療法，不過胰島素的發明並不能從根本上解決糖尿病問題。陸廣莘教授指出，由於胰島素缺乏而引起的血糖升高，病理只占糖尿病患者的10%，剩下的90%是升高血糖機制的問題。我們身體裡面有六種機制能夠升高血糖，分別是交感神經、腎上腺素、腎上腺皮質激素、甲狀腺素、生長激素，還有胰腺裡邊的升高血糖素。這些機制只有在人處於激烈鬥爭的環境時才會升高血糖，以便為人體提供充足的能源。由此可見，糖尿病患者應該儘量遠離對抗和爭鬥，懷著一顆平和的心，這才是祛病養身的根本所在。

　　除要避免精神緊張外，糖尿病患者還要適當參加體育鍛煉，如太極拳、快走等。此外飲食上的調整也是必要的，李玉奇教授在治療糖尿病時，給出了如下食譜方：

　　1.早餐：大米綠豆粥一碗或豆漿300cc，雞蛋1個，油適量。

　　2.午餐：米飯150克，白菜200克，苦瓜100克，雞肉100克，油適量。

　　3.晚餐：麵或飯250克，青菜200克，豬肝100克，木耳5克，冬瓜湯，油適量。

第三章 老慢支國醫方，止咳化痰效果好

 國 醫 坐 診

　　慢性支氣管炎是氣管、支氣管黏膜及其周圍組織的慢性炎症。臨床上以咳嗽、咯痰或伴有喘息及反覆發作的慢性過程為其特徵。本病多見於中老年人，屬中醫「咳嗽」、「痰飲」、「喘症」的範疇。中醫學認為本病的發生與外邪的侵襲和正氣補足、臟腑功能失調有關。

　　李濟仁教授認為慢性支氣管炎患者常在早晨起床前後，晚上睡覺之時頻頻痰嗽，胸悶窒塞，直到咯出大量的痰液才得以緩解，由此可見此病的病機是痰液阻塞氣道。很多患者喜歡在清晨熱飲濃茶，以滌痰利氣，因此李老認為治療此病須從豁痰利氣入手。在治病時緊扣「痰」這一主題，除痰一方面可除去其阻塞其道的弊端，另一方面又可消除它刺激氣道而引致的反覆感染。

　　由於慢性支氣管炎多見於老人及體質虛弱者，因此李老常在治痰的同時，加用桂附八味丸以平補腎中陰陽，這樣湯丸並進，攻補兼施，療效頗佳。並且，李老還注意服藥的時間，比如，在湯丸並進之時，通常早晨起床後用桂附八味丸，借助自然和人體的「平旦陽氣升」之力助力腎氣發旺，然後再用湯藥豁痰利氣，清除隔夜的陳積，

就寢前的一個小時再服用湯劑，能夠儘量讓藥效在喘嗽動作時得以發揮，臨睡前服用丸劑可補人體夜間陽氣衰微，以緩解夜間的喘嗽症狀。根據自己多年的體會，李老認為臨床上服藥後療效不佳的患者，可能是因為用藥之法不妥的緣故。

裘沛然教授認為慢性支氣管炎的治療之法主要是化痰飲、調肺氣，主張辛溫蠲飲，苦寒泄肺之法。辛能散邪結，溫可化痰飲，苦能降上逆之廢氣，也可清內蘊之痰熱。具體方劑可選用小青龍湯變法，藥用麻黃、桂枝、細辛、乾薑、龍膽草、黃芩、甘草、五味子、桃仁、杏仁、制半夏、紫菀、前胡、枳殼等。慢性支氣管炎的主症是咳、痰、喘三症，如果經久不癒則可能演變成「肺心病」，到時則伴有水腫、心悸等症，病位由肺累及脾、腎、肝、心、三焦等。裘老常用真武湯為主配合其他方劑，藥用熟附子、乾薑、豬苓、茯苓、白朮、白芍、葶藶子、細辛、麻黃、五味子、黃芩、桃仁、杏仁、大棗等。此方由真武湯、葶藶大棗瀉肺湯、麻黃附子細辛湯等三方組合而成。

～梨膏方──對肺燥咳喘最有效

【大師精華】

我常用鮮梨膏方，令其常服。方用鮮梨汁、鮮薑汁、鮮蘿蔔汁各適量，竹瀝一兩，川貝母一兩為細末，蜂蜜一斤。先將蜜煮沸，再將諸汁放入，煮沸後，稍燉，倒入盆內，將竹瀝汁、川貝末放入攪勻後即成。每服取2～3匙，水和服。

──張燦玾《碥石集（三）》

【國醫釋讀】

自古秋即以「金秋」稱之，肺在五行中屬金，因此秋氣與肺氣相應。「金秋之時，燥氣當令」，燥邪在此刻最為猖獗，而燥最易傷的就是肺，這時患感冒、咳嗽的人很多。一般情況下，人們習慣去買點秋梨回來熬梨水喝，目的是止咳祛痰。不過，有的時候大家會發現，單純地熬梨水作用似乎不大。

國醫大師張燦玾教授有時也用梨來治療秋燥咳嗽，主要特徵是乾咳少痰，或痰黏滯不易出、唇舌易乾，舌紅苔乾，這種秋燥咳嗽在老年患者中尤為多見。製作時，張老並不是單純地熬梨水，而是加入了一些食材和藥材，變成了一種梨膏方。

這一簡易食療方專治肺燥咳嗽，據張老介紹，有的老年人在秋冬季咳喘不已，用此方2～3劑，即可好轉。秋梨味酸甜、性寒涼，具有生津、止渴、潤肺、清心、利腸解毒的功效。《本草通玄》謂其：「生者消六腑之熱，熟者滋五臟之陰。」竹瀝是用鮮淡竹經火烤而瀝出的液體，是一味藥性寒涼的化痰藥，善清心、肺、胃三經之火，最宜於治療痰熱咳嗽，可在藥店很方便地購得；貝母能清熱潤肺，蜂蜜則可潤肺養陰，薑和蘿蔔也都是治療咳嗽的常用方。綜合這幾種食材、藥材的功效，這款鮮梨膏方可滋潤肺氣，從而達到止咳祛痰的效果。

很多老人到了冬天容易嗓子疼，緊接著就會出現感冒或者咳嗽的症狀，有的人甚至會從睡眠中咳醒。此時，我們就可按照張教授介紹的方法，來自製一份潤肺止咳、生津利咽的鮮梨膏，不僅可用純天然的食材解除病痛，而且製作的過程也很簡單。做好後，吃不完的可先放在冰箱中保存，每次服用時用溫開水沖飲一杯，不知不覺中就會治癒咳疾。

【健康回音壁】

其實，秋梨膏古已有之。相傳，當時唐武宗患了病，整天口乾舌燥，服了很多藥物都不見療效，正當御醫和滿朝文武焦慮不安之時，一名道士用梨、蜂蜜及各種中藥配伍熬製的妙方治好了皇上的病。從此，這個妙方就變成了宮中的秘方，秋梨膏也成為帝王的御用之品。到了清朝，秋梨膏的製作秘方傳到民間，直至今日久盛不衰。

久咳久喘老慢支，裘老推薦「金水六君」

【大師精華】

慢性支氣管炎患者中，老年人為數不少，俗稱「老慢支」。對這類患者，在採用常規方藥無效的情況下，採用景嶽金水六君煎化裁，作為「法外之法」，常能收到意外療效。

——裘沛然《礌石集（三）》

【國醫釋讀】

金水六君煎是《景嶽全書》中的方劑，張景嶽謂其主治「肺腎虛寒，水泛為痰，或年邁陰虛，血氣不足，外受風寒，咳嗽嘔惡，多痰喘急等症神效」。裘沛然教授認為，一些老慢支患者在用常規方藥無效的情況下，採用金水六君煎常可收到意外療效。

清代的陳修園在《景嶽新方砭》中曾對本方大肆抨擊，他說：「若用當歸，熟地之寒濕助其水飲則陰霸四布，水勢上凌，而氣逆咳嗽之病日甚矣。燥濕二氣若冰炭之反，景嶽以騎牆之見雜湊成方，方

下張大其說以欺人。」裘老同意修園之說，但在長期的臨床實踐中體會到，金水六君煎對久咳久喘或老年肺腎陰虛、痰濕內盛者的治療頗為適宜。辨症中，痰濕為標，肺腎陰血不足為本，患者除了咳嗽、喘逆、痰多等症之外，還有面容憔悴、精神疲乏、舌苔花剝或伴有膩苔等症狀。金水六君煎的具體應用還應根據患者的症候隨機加減，如痰濕盛而氣機停滯見胸脅不快者，加白芥子、枳殼；大便不實者，加山藥、白朮；咳嗽不癒，加細辛、前胡；肺熱者，加黃芩、魚腥草等。

裘老還認為，陳修園所說的「燥濕二氣，若冰炭之反」，不應成為醫者組方遣藥的桎梏。在歷代很多的傳世名方中類似的組合有很多，比如在仲景方中的麥門冬湯中，用到了麥冬和半夏相伍，它們一以潤燥，一以降逆，各盡所用；《普濟方》中用蒼朮與熟地配合為丸，可以「補虛明目，健骨和血」……這些都用了一潤一燥兩種藥物，它們相反相成，共同發揮著重要的作用。在金水六君煎中同樣如此，重用熟地滋養陰血治其本，二陳湯則化飲除痰治其標，標本兼治，寓意深刻。

裘老說，醫者在立方遣藥上不要囿於名義上的燥濕不同，問題的實質在於臨床上確實存在某些「老慢支」，既有陰血虧虛的一面，又有痰濕內盛的一面，「有是症，用是藥」，運用此方確有療效。至於配伍上的理論問題，還是應該少一點條條框框，一切應以實踐為依據。

【健康回音壁】

對於肺腎陰虛型老慢支，河車大造丸也很適宜。此方具有滋陰清熱，補益肺腎，大補精血的功能，故名大造丸。現代名醫岳美中先生

在論及慢性支氣管炎治療時指出，「如不從培本著手，則永無解決宿疾的希望」。而在所有的培補方中，他最喜歡用的就是河車大造丸。

冬病夏治，顏老妙方助你預防老慢支

【大師精華】

苓桂朮甘湯加味方：茯苓9克、桂枝4.5克、炒白朮9克、炙甘草3克，水煎服，同時服胎盤粉1.5克（每日2次），三伏天每日一劑，連用一月。

——顏德馨《常見病的中醫自診和調治》

【國醫釋讀】

慢性支氣管炎根據發病期，可分為急性發作期、慢性遷延期和臨床緩解期。所謂的臨床緩解期是指，老慢支的症狀基本消失並維持在三個月以上，這一階段多出現在天氣炎熱的夏季，患者可以在三伏天趁病情處於緩解期時，採用合適的藥方來扶助身體正氣。人體正氣旺盛，抵抗力增強，到了冬天就可以少發病或不發病。這種治病方式就是所謂的「冬病夏治」。

國醫大師顏德馨教授對「冬病夏治」頗有研究，對於肺脾氣虛的老慢支，他常用苓桂朮甘湯加味方治療。如果肺脾兩臟氣虛，以咳嗽聲低，氣短而喘，吐痰清稀，食少、腹脹、便溏，舌淡苔白滑，脈弱等為常見症候。

苓桂朮甘湯是《金匱要略》中「病痰飲者，當以溫藥和之」的

代表方劑。方中以茯苓為君,健脾利水,滲濕化飲,不但能消已聚之痰飲,且可治生痰之源。飲為陰邪,得寒則聚,得溫則散,故臣以辛甘而溫的桂枝溫陽化氣。桂枝與茯苓同用,既可溫肺以助化飲,止咳逆,又可暖脾化氣利水,且能平沖降逆。方中佐以炙甘草,甘溫和中,苓、朮配伍,則健脾祛濕之功更佳。甘草與茯苓等同用,茯苓可消除甘草引起的中滿腹脹的不良反應。方中四藥合用,溫陽健脾以治其本,祛濕化飲以治其標,標本兼顧,是治療痰飲之良方。

【健康回音壁】

除了服用醫生開服的藥方外,患者在緩解期還要加強呼吸運動的鍛煉,比如進行腹式呼吸鍛煉。方法是:用鼻吸氣,用口呼氣,呼氣時唇縮攏(成魚口狀),並用手按壓腹部,使氣呼盡,採用深而慢的呼吸,頻率保持在每分鐘8～10次,每日進行數次鍛煉,每次10～20分鐘。腹式呼吸的鍛煉可通過增強膈肌活動來增大肺泡通氣量,糾正呼吸減速,達到改善肺功能的目的,對慢性支氣管炎患者的恢復很有幫助。

朱老妙用露蜂房,止咳化痰顯其功

【大師精華】

露蜂房揀淨,研末,每取1.5～3克,雞蛋(去殼)1枚,混合,不放油鹽,置鍋內炒熟,於飯後一次食用,每日1～2次。連服5～7日可獲滿意之效果。

——朱良春《中國百年百名中醫臨床家叢書：朱良春》

【國醫釋讀】

在許多人的印象中，馬蜂窩只是馬蜂居住的巢穴，是人避而遠之的東西，但在神奇的中醫裡，馬蜂窩可有著治病的作用。胡蜂科的大黃蜂或同屬近緣蜂所築造的蜂窩，中醫稱之為露蜂房。《神農本草經》將其列為上品，認為它「味苦，平。主驚癇瘛瘲、寒熱邪氣、癲疾鬼精蠱毒腸痔」。

國醫大師朱良春教授善用蟲藥，對於蜂房的臨床應用也頗具匠心。他認為露蜂房具有溫肺腎、逆氣之功，所以對治療慢性支氣管炎、久咳不癒很有幫助。通常朱老會將露蜂房與雞蛋同用，來共同緩解老慢支患者的咳嗽、咳痰現象。

露蜂房在中藥店一般都可購得，當然也可自行製作。一般在10～12月間採集蜂窩，採後倒出死蜂，除去雜質後剪成塊狀。洗淨，可蒸透後曬乾，也可略炒至微黃色。在過去，蜂房主要用於祛風定痙、解毒療瘡、散腫定痛，對於咳嗽的功效，僅在《本草述》中提到「治積痰久嗽」，其他的文獻資料中很少見到。不過民間一直流傳蜂房有治咳定喘之功，朱老將其應用於臨床之後，果見其效。近代，人們觀察到蜂房還有興陽起痹，抗癌消瘤之功，若能小量常服，能強壯益腎。老人如果久病，必累及於腎，腎氣不足，攝納無權，才會出現氣短喘促的表現。因此，朱老認為露蜂房用於老慢支，不僅治標，而且治本。

另外，雞蛋也有滋陰養血，潤燥熄風的功效。蜂房和雞蛋的搭配能夠止咳化痰，平喘降逆，對於防治慢性支氣管炎效果顯著，而且，

這個方子還有催眠、增加食欲及止血的功效。少數人在服藥後會有頭暈、噁心的感覺，朱老建議不需停藥。

蜂窩和雞蛋都是我們生活中常見的東西，雖然看起來不起眼，但若能善於利用，也能有四兩撥千斤的作用。

【健康回音壁】

生活中，一些食療方對久咳不癒者也有不錯療效，糖水沖雞蛋就是其中較為有效的一種。準備白糖50克，雞蛋1枚，鮮薑適量，先將雞蛋打入碗中攪勻，鮮薑打汁備用。白糖加半碗水後煮沸，趁熱沖蛋攪和，再倒入薑汁，調勻即可服用。每日早晚各服1次，有補虛止咳的功效。

五倍子加核桃，斂肺定咳效果好

【大師精華】

五倍子、核桃肉各150克，共研細，蜜丸如綠豆大，每早晚各服6克，開水送下。

——朱良春《朱良春用藥經驗集》

【國醫釋讀】

五倍子從外表上來看，就像是植物的果子，不過它真實的身份是五倍子蚜蟲。五倍子蚜蟲寄生在鹽膚木或紅麩楊的樹葉上，當蚜蟲刺激葉組織細胞增生、膨大而發生蟲癭時，蚜蟲就會躲在裡邊，外邊像一個小小的菱角，像植物結的果，這些蟲癭就是五倍子。五倍子是一

味具有收斂作用的藥物，在長達兩千年的時間裡，它就像三七一樣，是一味醫生必備的止汗、止咳、止血、止脫的藥物。

中醫認為，五倍子酸澀收斂，性寒清降，入於肺經，既能斂肺止咳，又能清肺降火，適用於久咳及肺熱咳嗽。朱丹溪對五倍子有這樣的論述：「五倍子屬金與水，嚼之善收頑痰、解熱毒。佐他藥尤良。黃昏咳嗽，乃火氣浮入肺中，不宜用涼藥，宜五倍、五味斂而降之。」對於這類久咳，朱老認為多屬慢性支氣管炎而體質偏虛者，如果是新感暴咳則不宜運用此方。

核桃為滋潤之品，它的性情平和，能補益肺腎，所以對慢性肺虛的咳嗽也較為適宜。而且，核桃有潤腸通便之功，中醫認為肺與大腸相表裡，因此在治療咳嗽時也可通過核桃的潤腸通便功能，治其表而達其裡。

朱老曾遇一62歲的女性患者，患者久有慢性支氣管炎，經常發作，頻繁咳嗆，氣逆痰少，舌苔薄舌質淡，脈細。診斷為肺氣虛散，氣失降納之候，治療時宜斂肺定咳。朱老用五倍子和核桃做成的丸子讓患者服用，連服5日後咳嗆略稀，繼服一段時間咳嗽而止。此後，雖然患者也會因為其他因素偶見發作，但是繼服上丸後仍然有效。

【健康回音壁】

核桃肉味香而稍甜，果皮略帶澀，但無怪異之味，食用的方法很簡便，既可直接作為乾果食用，也可燉湯或入粥。核桃沒有毒性，適合肺虛久咳患者長期食用。以下為大家介紹一種用核桃和冰糖製作的止咳食療方：核桃1斤，去殼取肉，搗爛；冰糖半斤；二者同納入鍋中，加水半斤，燉半小時即可。每日2次，每次一小碗。

慢性咳喘不已，試試朱老的蛤蚧散

【大師精華】

蛤蚧散（蛤蚧一對，烏賊骨150克，共研極細末，加白糖500克，混勻，每服4克，1日2次）治療慢性咳喘不已，而體質偏虛者，最為合適。

——朱良春《中國百年百名中醫臨床家叢書：朱良春》

【國醫釋讀】

老年慢性支氣管炎患者，多因年老體弱加上反復感邪，造成肺、脾、腎三臟受損所致。朱良春教授推薦的蛤蚧散很適合體質虛弱，又久咳不已的人服用。蛤蚧散由蛤蚧和烏賊骨兩味藥組成，以下就來分析它們的養生功效。

蛤蚧是壁虎科動物蛤蚧除去內臟後的乾燥品。中醫認為，蛤蚧性微溫，味鹹，入肺、腎二經，是一味溫補肺腎的佳品。朱良春教授指出，凡是久病虛損的疾病，都可以用它配合著使用。中醫對蛤蚧散的應用，可追溯到宋代，《開寶本草》中說它「主久肺癆，療咳嗽」，《日華子本草》提到它的「止嗽」作用，《海藥本草》說蛤蚧「主肺痿上氣，咯血咳嗽」。這些書中都提到，蛤蚧是一種治虛勞咳嗽的要藥。李時珍在《本草綱目》中也盛讚蛤蚧的功效：「補肺氣，定喘止咳，功同人參；益陰血，助精扶贏，功同羊肉。」也就是說，蛤蚧鹹平，長於益肺氣，又屬於血肉有情之物，能補益腎精，可謂是補肺益腎、收攝腎氣的良藥，尤其適合久咳虛喘之人使用。

烏賊骨，顧名思義，是烏賊的骨狀內殼，當剖開烏賊時，其體

內有一塊又寬又長又薄，呈白色的「骨頭」，烏賊骨即為此物。在中藥處方上，它也被稱為海螵蛸。烏賊骨味鹹、澀，微溫，歸肝、腎二經，孟詵謂其「久服益精」。

慢性支氣管炎患者多為肺腎兩虛，肺與腎為金水互生之臟，肺主氣而司呼吸，腎主納氣而為呼吸之根，長時間的咳嗽必然會傷及肺腎兩臟。二藥合用，溫肺調脾滋腎，止咳定喘，因此對慢性支氣管炎表現為年老虛寒者尤為適用。

【健康回音壁】

慢性支氣管炎患者在病情的緩解期可以用蛤蚧入藥膳，作為食療方。準備人參3克、蛤蚧2克、糯米50克，食鹽適量。將人參、蛤蚧研為細末；糯米淘淨，加水煮為稀粥，待熟時調入藥末、食鹽，稍煮即成。每日一劑，能補益肺腎，納氣定喘。適用於肺腎兩虛咳嗽、氣喘患者，氣虛喘嗽，面部水腫等。

中藥外敷風門穴，專治痰濕蘊肺型老慢支

【大師精華】

白芥子10克，白芷10克，冰片3克，蜂蜜適量，先將白芥子、白芷、冰片和勻，磨成細粉，再加入蜂蜜調成糊狀，敷於風門穴（雙），外用膠布固定，一日一換，7日為1療程。

——顏德馨《中藥外治法》

【國醫釋讀】

顏德馨教授介紹的中藥外敷風門穴的療法，適用於痰濕蘊肺型老慢支，症見咳嗽反復發作，尤以晨起咳甚；痰多，色白或帶灰色；胸悶氣憋，痰出則咳緩。常伴體倦，脘痞，腹脹，大便時溏，舌苔白膩，脈濡滑。治療的時候，應以燥濕化痰，理氣止咳為原則。

外敷中藥中的白芥子辛溫，味厚氣銳，內而逐寒痰水飲，寬利胸膈，用於咳嗽氣喘，痰多不利，胸脅咯唾引痛；外而走經絡，消痰結，止痹痛，除麻木。正如《本草經疏》說：「搜剔內外痰結及胸膈寒痰、冷涎壅塞者殊效。」現代研究證明，白芥子含有脂肪油、白芥子甙、杏仁酶等成分，有祛痰平喘咳的功效；白芷歸肺、胃二經，可辛散祛風，溫燥除濕，常被用於治療長期偏頭痛、咳嗽痰多等症；冰片味辛，性苦、涼，入心、肺、脾經。《本草綱目》記載冰片具有「通諸竅」、「散鬱火」、「芳香走竄，引藥上行」之功效。「獨行則勢弱，佐使則有功」的特性，引導其他藥物發揮藥效。

風門穴位於背部，第2胸椎棘突下，旁開1.5寸。取穴時，患者呈俯臥位，在大椎穴往下2個椎骨，其下緣旁開約2橫指處為取穴部位。刺激風門穴具有宣肺解表、益氣固表的功效，外敷中藥白芥子、白芷和冰片，共奏燥濕化痰的功效，對痰濕蘊肺型老慢支的諸多症狀具有緩解作用。

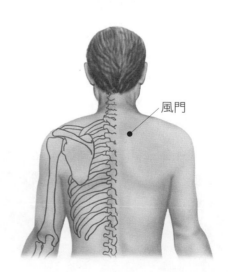

風門

【健康回音壁】

　　風門穴除了有止咳的功效外，還可預防感冒。如果覺得頸部和背部發冷，似乎有感冒的徵兆，可用艾灸風門穴同時灸身柱穴的方式來預防。艾灸後會覺得脊背發暖，感冒通常可以避過，即使避不過，也可以減輕。感冒多日未能痊癒者，也可艾灸風門穴來治療。感冒被稱為「百病之源」，很容易引起其他疾病，因此，應用風門穴預防和治療感冒，是重要的保健措施。

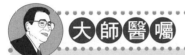

大師醫囑

　　慢性支氣管炎早期的症狀比較輕微，而且多在冬季寒冷時發作，春天天氣暖和後緩解。顏德馨教授指出，患者在自療的時候需要注意，不要因為天氣暖和症狀輕微而忽視治療，錯過治療的時機。患者平時要注意多鍛煉身體，可選擇慢跑、打太極拳、做呼吸操等方式，還可以進行耐寒鍛煉，比如從夏天開始堅持用冷水洗臉。遇到天氣突變的時候，要注意保暖，預防感冒。此外，還要注意戒煙，並儘量避免接觸粉塵、有害物質等，以免加重病情。

第四章 冠心病國醫方， 養好心臟百病難侵

 國醫坐診

冠心病是由冠狀動脈病變或冠狀循環功能障礙而引起的一種常見心臟病，一般表現為胸腔中央發生壓榨性疼痛，嚴重的還可以遷延到脖子、下巴、手臂乃至胃部。中醫學無此病名，類屬於「真心痛」、「厥心痛」、「胸痹」的範疇。

鄧鐵濤教授認為對冠心病的辨症，首先，要辨明病位。《黃帝內經》中稱此為「真心痛」，而《金匱要略》中又有「胸痹」篇，冠心病的病位在心無疑。其次，要找出冠心病的病機，鄧老認為心陽心陰內虛是冠心病的內因，為本；痰與瘀是冠心病的繼續和發展，為標。在具體論治上，鄧老分析了各地對冠心病的治療，大多方劑以祛瘀為主。從廣東的病例來看，心氣虛（陽虛）兼痰濁者較為多見，尤其是早、中期的患者，之後兼瘀或痰瘀為多見。所以治療的原則以益氣除痰或益氣養陰、除痰化瘀為主。

對於冠心病的治療，目前公認「活血化瘀」是治療最好的原則。但班秀文教授認為本法始終是以治標為主，當病情發作的時候，本著「急則治其標」，固然應該從「邪實」著眼，治標是重要的，但此病

的根本是「正虛」，治本更為關鍵。因此，治療的方法，最好能從本治標，或標本並治。

當患者冠心病發作之時，胸脅脹悶，心區抽痛或刺痛，短氣不得臥，症屬氣滯血瘀之變，班老常用丹參飲合歸脾湯治之。如果患者體質肥胖，苔厚而膩，脈弦滑，症屬痰濁之變，本著「病痰飲者，當以溫藥和之」，班老常用苓桂朮甘湯或腎氣丸為基礎，然後酌加理氣寬胸、通陽行痹之品，如瓜蔞、薤白、鬱金、沉香之類。在冠心病的病情緩解期，鞏固療效時，應該以治本為主，班老常用參附湯與複脈湯交換使用。參附湯有益氣通陽，扶助正氣的作用；而複脈湯在柔潤滋補之中，有辛開剛燥之品，屬於陰損及陽，陰陽並治之方。

冠心病在治療的時候，不能只著眼於疾病本身，周仲瑛教授認為心為五臟六腑之主，因此冠心病最多併病、合病。如果其他疾病出現在前，冠心病在後，治療以他病為本，冠心病為標；反之，當冠心病發於前，他病繼於後時，治療以冠心病為本，他病為標。總之，冠心病的治療要標本兼顧，但是本與標的關係又當權衡處理，必要時更要重視急病則治其標。比如，因高血壓而致的冠心病當用平肝潛藥，高血脂所導致的冠心病應予以化痰消脂劑。同時，根據冠心病併發症的症狀、特點及輕重緩解，分別給予治療。比如，給快速性心律失常患者配以鎮靜安神之藥，患慢性心律失常的則加辛溫通陽藥等。

冠心病的病情多變，因此周老指出此病的診治原則應以常規常法為基礎，更要重視辨症和變法，如此才能提高臨床的療效。

∽古方附子湯，治療冠心病

【大師精華】

　　冠心病心絞痛及心肌梗死等引起的胸痛，多伴有痛勢徹背，神萎乏力，汗時自出，舌丹質紫，脈沉弱等，其實質多屬陽虛陰凝。陽虛為本，陰凝為表，立法用藥當以溫陽為主，解凝為輔，故每以附子湯加減投之。

——顏德馨《碥石集（二）》

【國醫釋讀】

　　《傷寒論》和《金匱要略》中的諸方組成嚴謹，配伍精當，如果能辨症而用，功效卓著。顏德馨教授在臨床上，習慣用經方治療一些急難重症，屢次收到良效。附子湯就是他治療冠心病時的一個常用方劑。

　　在《傷寒論》中，附子湯是治療少陰寒化的方劑，由附子15克（炮），茯苓9克，人參6克，白朮12克，芍藥9克，煎煮而成。文中說：「少陰病，身體痛，手足寒，骨節痛，脈沉者，附子湯主之。」也就是說，附子湯適宜於各種虛寒性疼痛。方中重用炮附子溫陽散寒，人參補益元氣，茯苓、白朮健脾化濕，芍藥和營活血。諸藥合用，共奏溫經散寒、益氣活血之功。顏老認為，冠心病心絞痛及心肌梗死等引起的胸痛，其實質多屬於陽虛陰凝，因此用附子湯加減治療，可以從溫陽解凝入手緩解病痛。

　　有一位患有冠心病心絞痛十餘年的女性患者，因近期疼痛頻發，遂求醫到顏老處。當時，患者胸悶心痛，痛勢徹背，神情疲憊，怕

冷，大便溏而不暢，舌紫苔薄，脈沉細。雖然用了活血、祛痰的方劑，病情仍是反復不已。顏老診斷她為陽虛陰凝，血瘀心脈所致，辨症後開了附子湯加味。具體來說，藥方中包括熟附子12克，黨參、白朮、茯苓、葛根各9克，丹參、赤芍各15克，甘草3克，參三七、血竭粉（吞）各1.5克。服藥一周後，患者胸悶和疼痛的感覺就減輕了很多，繼續服用三月後停藥，療效鞏固。

【健康回音壁】

藥枕也是一種防治冠心病的方法，這種方法簡便易行，不受醫療條件和設備的限制，只要患者在睡覺時枕在頭下即可。製作一次藥枕雖然藥量較多，但是使用的時間長，因此平均下來還是很經濟實惠的。藥枕療法屬於外治範疇，藥物沒有直接接觸到人體，而是通過對頭頸部血管、神經和經絡對人體起作用，吸收最少，副作用也小。

陰寒凝滯造成的冠心病心絞痛者，可以選用以下藥枕方：巴戟天1000克，大附子、炮薑、黃精各500克，細辛、川椒、大茴香、肉桂各200克。上藥分別烘乾，共研粗末，混勻，裝入枕芯。這樣製作出的藥枕具有通陽散寒，開痺止痛的作用，但陰虛火旺者忌之。

心力衰竭，朱老推薦強心散

【大師精華】

北京西苑醫院以蟾酥1份，茯苓9份組成的「強心散」，治療各種心力衰竭，有較顯著的療效，每服100毫克，一日2～3次，藥後2～48

小時症狀、體徵皆有改善。

　　　　　　——朱良春《中國百年百名中醫臨床家叢書：朱良春卷》

【國醫釋讀】

　　蟾蜍俗稱「癩蛤蟆」，它的耳後膜及皮膚腺分泌的白色漿液，經加工乾燥而成的就是蟾酥。製取蟾酥時，可以用手理牠的眉棱，取白汁在油紙或桑葉上，然後放到陰涼處，一夜就會變成白色的固體；或者將大蒜、辣椒等辣物放入蟾蜍的口中，它的身上就會滲出白汁，然後用竹篦刮下，和麵調成塊陰乾。

　　蟾酥味甘、辛，性溫，有毒。蟾酥毒能強心，其作用與洋地黃毒苷相近，可以使呼吸興奮和血壓上升。《本草綱目》記載，它可治「一切腫惡」。《本草匯言》：「能化解一切鬱癖壅滯諸疾，如積毒、積塊、積脹、內療癰腫之症。」從現代藥理上來看，蟾蜍的毒液中含有蟾毒配質和蟾蜍毒素，有強心作用，特別是蟾毒配質的強心作用較強，它的基本化學結構很像強心苷配糖基。朱良春教授認為，蟾酥的強心作用，與它能顯著增加心肌蛋白激酶活性有關，而對其他內臟蛋白激酶活性幾乎沒有影響。

　　茯苓首載於《神農本草經》，屬上品，它「主治胸脅逆氣，憂恚驚邪恐悸，心下結痛，寒熱，煩滿，咳逆，口焦舌乾，利小便。久服安魂養神」。因此，對心力衰竭患者也有一定的療效。

　　中醫研究院西苑醫院以「強心散」治療各種心力衰竭，在30例患者中，總有效率86.7%，用藥後的體徵改善，主要有脈率減慢，尿量增加，水腫消退或減輕，肝腫縮消。不過，需要注意的是，蟾酥有毒，用量上要嚴格掌握，每日用量為15～30毫克，不可過量。又因其

能引起子宮收縮，故孕婦忌服。

【健康回音壁】

心力衰竭患者在身體恢復期，可適當運動以維持心臟的代償功能。一開始，可根據身體的體力及耐力情況，循序漸進地做室內散步、打太極拳等簡單輕微的活動。堅持一段時間後，如果沒有不良反應，等心臟功能恢復並穩定後，就可在室外散步及進行一般體力活動，不過不宜負重。外出活動時，患者要根據季節、天氣的情況做好自我防護。愛下棋的朋友，也可進行棋類活動，下棋的時間不宜太長，而且要避免情緒激動。若有一些輕鬆的舞會等娛樂活動，也可酌情參加。

李輔仁自製丹參酒，益氣強心臟

【大師精華】

丹參10克、檀香、木香、砂仁各5克，赤芍、黨參各10克。將上藥共搗為粗末，加入25度白酒500毫升，浸泡2周，澄清去渣，以不見雜質為佳。每日3次，每次20毫升。

——李輔仁《李輔仁治療老年病經驗》

【國醫釋讀】

提到丹參二字，恐怕好多老人都知道，它具有活血化瘀、疏通血管的作用，在臨床上使用很廣，比如丹參滴丸、複方丹參片等。《神

農本草經》將丹參列入上品，書中提到它「味苦微寒，主心腹邪氣，腸鳴幽幽如走水，寒熱積聚，破症除瘕，止煩滿，益氣」。「心腹邪氣，腸鳴幽幽如走水」實際上說的就是因血液循環不暢引起的症狀，丹參可將瘀血化開。有句古話叫「一味丹參飲，功同四物湯」，就是說丹參的功效能趕上養血活血的四物湯。

這款丹參酒不只有丹參一味藥，檀香、木香、砂仁、赤芍和黨參也是其中必不可少的組成部分。李老介紹的這款酒有活血化瘀，益氣強心的作用，適用於冠狀動脈硬化性心臟病、心絞痛、心肌梗死等。自己來製作這種藥酒，既能夠精心挑選藥材，又能根據個人的不同情況控制藥物的濃度，所以配置出來的藥酒效果會很好。不過，自行配置藥酒後最好能找專業醫師鑒定一下，看自己是否適合飲用這種藥酒。

【健康回音壁】

年年參加體檢的人可能會發現，大部分人在中老年階段會出現動脈粥樣硬化或者血脂稠的毛病，這些又是導致冠心病等心腦血管疾病的先兆。有的人可能說，「沒關係，我家中有些常備藥片，感覺血稠了，我就吃兩片」。其實這類藥物有一定的副作用，會影響到服用者的脾胃功能，老人的消化能力本來就比年輕時弱，經常服用這類藥物容易引起胃潰瘍等病。

拍打手肘內側，輕鬆防治心絞痛

【大師精華】

以曲澤穴為中心。沿著心包經與心陰經用砭刮、刮試，或砭刮拍。實在沒有砭也可以用雙手拍患者雙肘內側，出痧為止。堅持長期拍，每日1～2次，每次300下（左右各150下）。

——鄧鐵濤《鄧鐵濤審定中醫簡便廉驗治法》

【國醫釋讀】

拍打療法一直是民間流傳較廣的一種保健方法，許多疾病都可以應用。對於冠心病胸痛者，有時也可借助拍打法緩解身體不適。在鄧鐵濤教授審定的一本中醫簡便廉驗治法的書中，就收錄了這麼一種防治胸痛的拍打法。

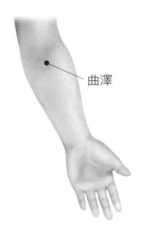

曲澤

這個方法是施安麗教授提出的。書中介紹，許多患者就診時，胸痛、臉色蒼白、四肢冰冷，甚至渾身顫縮，在經過拍打治療後，臉色紅潤起來，胸痛也逐漸消失。

為何拍打法會有治病救人的作用？這可以從《黃帝內經》中找尋答案。《黃帝內經》中提到一個「八虛」的概念，指兩側肘、腋、髀、胸等八關節。《靈樞 邪客》記載，「人有八虛，……以候五臟，……肺心有邪，其氣留於兩肘；肝有邪，其氣留於兩腋；脾有邪，其氣留於兩髀；腎有邪，其氣留於兩膕。」鄧老的「五臟相關學說」中也講到，胸痹、厥心痛、真心痛等症的病理變

化應概括為標、本兩方面：心、肺、腎、肝、脾等臟器的虧虛才是其本，因此而導致了胸陽不運、痰濁內生、氣滯血瘀、痰瘀交阻的表實症，引起心胸痛。

人的身體生病了，一定存在著正氣不足的情況，正氣不足，則邪氣有餘。「八虛」又是五臟藏邪的所在，因此通過拍打有病邪的「八虛」，能夠促進五臟氣血的運行，對某個特定臟器的疾病產生緩解和治療的作用。人的肘窩部分是「八虛」之一，古人認為心肺之邪留於兩肘。因此，沿著曲澤穴為中心拍打手肘內側，對冠心病引起的心絞痛等症有不錯的緩解作用。臨床上也發現，心肺有疾病的患者，常常能在肘窩部位摸到痛點，而身體健康的人就沒有這種情況。

拍打的方法很簡單，冠心病患者在拍打後可看到肘窩局部發紅，甚至能拍出痧來，效果和刮痧有異曲同工之妙。不過，重症或久病身體羸弱的患者，最好不要過重刺激這個地方，在手肘內側輕輕地推擦即可，推擦之後的微熱感能夠溫熏心肺，相當於中醫治療中的補法。當然，最重要的是一定要及時和醫生溝通，才能更正確地瞭解自己的身體狀況。

【健康回音壁】

心絞痛除了採用拍打療法外，按摩也不失為一種有效的治療手段，患者家屬如能正確地施行按、壓、揉、推、拿等手法，同樣可以取得比較好的治療效果。現將治療冠心病的有效穴位和按摩手法簡介如下：

1.點按內關穴。當心絞痛、心律失常發作時，用力不停點按內關穴，每次3分鐘，間歇1分鐘，能迅速止痛或調整心律。

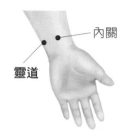

2.揉靈道穴。靈道為手少陰心經的經穴，位於小指內側腕關節上1寸處。冠心病發作時，可用拇指先輕揉靈道穴1分鐘，然後重壓按摩2分鐘，最後輕揉1分鐘，每天上下午各揉1次，10天為一個療程，間歇2～3天，可進行下一療程。

3.選膻中或背部兩側膀胱經之肺俞、心俞、厥陰俞等穴，用拇指做按揉法、腕推法、一指禪點按法，每次15分鐘，每天1次，15次為一個療程。治療期間，停服強心藥及其他藥物。

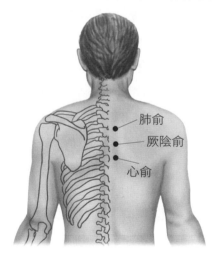

班秀文善用三種魚，食物療法安全可靠

【大師精華】

在飲食療法方面，常用泥鰍、黃鱔、塘角魚配大蒜或蔥白。三魚屬甘溫品，能入陰補血，活血通脈，加用大蒜、蔥白之辛溫，則通竅

活血之力加強。凡冠心病時感胸憋隱痛者，用之相宜。

——班秀文《班秀文臨床經驗輯要》

【國醫釋讀】

中醫養生一向重視飲食療法，早在秦漢時期中國第一部醫典《黃帝內經》中就記載「毒藥攻邪，五穀為養，五果為助，五畜為益，五菜為充，氣味合而服之，以補益精氣」、「大毒治病，十去其六……穀肉果菜，食養盡之」，明確指出患者在利用藥物治病的同時，還要配合食療方，從食物中攝取多種營養，才能更好地扶正祛邪。甚至有些疾病發展到後期，單獨作用飲食療法就能痊癒。因此，歷代醫家在臨症選方用藥時，也非常重視飲食療法的配合，強調「醫食同源」的醫療價值。國醫大師班秀文教授在治療冠心病時，也善用飲食療法相配合，其中，泥鰍、黃鱔和塘角魚就是他經常推薦給冠心病患者的食療法。

具體來說，泥鰍性平，味甘、入肝脾腎。《滇南本草》中說它能「治瘡癬、通血脈則大補陰分」。近年科學家研究發現，泥鰍中所含的類似二十碳戊烯酸的不飽和脂肪酸，具有抗氧化作用，是一種可幫助人體抵抗血管衰老的重要物質。因此，老年人特別是患有心腦血管疾病的老年人，食之最適宜。冠心病患者也適宜吃鱔魚，中醫認為牠性溫，味甘，能通血脈、利筋骨、添精益髓。《本草綱目》中記載：「鱔魚味甘大溫無毒，主治補中益血、補虛損、婦女產後惡露淋瀝，血氣不調，羸瘦，止血，除腹中冷氣，腸鳴又濕痹氣」。塘角魚也叫塘虱，《醫林纂要》說牠能「滋陰補虛，和脾養血」。總之，這三種魚都屬於溫補類食物，有補血、補氣的功效，可以活血通脈。

從現代科學研究來看，魚類中富含甲硫氨酸、賴氨酸、脯氨酸及

牛黃氨酸等優質蛋白，有改善血管彈性、順應性及促進鈉鹽排泄的作用。所以，多吃魚可以增強血管彈性，對冠心病患者是有好處的。食用這三種魚時最好搭配上大蒜和蔥白，借助它們的辛溫發散作用，加強食物的活血通竅之力。

【健康回音壁】

鼓薑泥鰍的做法：準備活泥鰍500克，豆鼓15克，薑片10克，精鹽5克，蒜茸5克，醬油25克，豬油15克。先將活泥鰍放進竹籮裡，蓋好用沸水燙死，然後用冷水洗去黏液，並去鰓及腸肚，切段備用。鍋置於火上，放入豬油，爆香蒜茸，加入清水浸過的泥鰍。再將薑片、豆鼓、精鹽、醬油一起放入鍋內，旺火燒沸後下入泥鰍，改用文火，煮至水汁起膠狀即可。

降低血脂，試試李老做的山楂肉乾

【大師精華】

山楂100克，豬瘦肉1000克，香曲15克，菜油100克，薑、蔥各30克，花椒2克，紹興酒30克，醬油50克，糖15克，味精2克。

把山楂（鮮果拍破）50克，洗淨，加水2公升，燒開，下入豬肉（去掉皮筋，沖洗乾淨，瀝去水分的豬肉），共同煮六成熟，撈出肉，晾涼切成5公分的條，加醬油、蔥節、薑片、紹興酒、花椒，拌勻，醃漬一小時，再瀝去水分，下入已熱的菜油鍋內炸乾，至色微黃時撈出，瀝淨油，鍋內留點餘油，下入山楂，略炸後，倒入肉乾翻炒，

微火烘乾，即可裝盤，淋入芝麻油，撒入味精、白糖，拌勻即成。

功效：滋陰潤燥，化食消積，降低血脂。

——李輔仁《李輔仁治療老年病經驗》

【國醫釋讀】

高血脂是心腦血管疾病發病及加重的重要因素，因此對於冠心病患者而言，降血脂也是重要的環節。在生活中，山楂作果最有名的應數冰糖葫蘆了，吃起來酸甜可口，但除了美味，山楂還有藥力，它最大的功效就是健胃、消積。中醫消食健脾的藥各有特點，比如有消麵食的，有消肉食的，山楂就是專門消肉食積滯的上品。《物類相感志》記載：煮老雞、硬肉，入山楂數顆即易爛。古人通過這一現象，更堅信山楂能化肉食。李輔仁教授介紹的山楂肉乾，雖然有肉的存在，但是因為山楂有化肉食的作用，高血脂的病人也可食用，而且還有輔助降脂的功效。

《本草綱目》記載山楂「化飲食，消肉積症瘕，痰飲痞滿吞酸，滯血痛脹。」現代研究發現，山楂可以降低血清膽固醇，通過降血脂、增加冠脈血流量及心肌血流量，可防治高脂血、冠心病及動脈粥樣化等症。這和中醫關於山楂消肉積，活血化瘀的認定是相符的。人們在治療高血脂和高血壓時，常從活血化瘀入手防治，而山楂色赤，入血分化瘀散結。雖然它的作用比不上某些藥物，但作用平和，兼有消脂開胃的功效，因此是一味不可多得的輔助藥。而且不管是山楂肉乾，還是將山楂製成飲料或是山楂酒，使用起來都很方便。

不過，山楂也不是人人都可經常食用的。對於平素脾胃虛弱、吃得少，經常鬧肚子的人，過食山楂反而會引起身體不適。另外，山楂

中含有多種有機酸，對人的牙齒有損害，尤其對齲齒更為不利，吃後一定記得漱口。

【健康回音壁】

山楂降血脂的用法中，最簡單的就是山楂乾泡水了。將新鮮的山楂洗乾淨後，切成片並曬乾。每天晚上抓上一把放到杯子中，用熱水沖泡，然後蓋上蓋子燜一晚，第二天起床後就可以飲用了。

鄧氏溫膽湯——鄧老治療冠心病的常用方

【大師精華】

（冠心病心陽虛者）一般用溫膽湯加黨參（竹茹、法半夏各10克，枳殼、橘紅、甘草各5克，茯苓、黨參各15克），此方對於期間收縮而舌苔白厚、脈結者，有較好的效果。

——鄧鐵濤《鄧鐵濤臨床經驗輯要》

【國醫釋讀】

對於冠心病，鄧老具有多年的臨床經驗，他針對南方人多為氣虛痰阻的病理特點，提出了「正虛為本，邪實為標」、「五臟相通，心脾相關」、「痰淤相關，以痰為主」的冠心病三大論斷。在治療上，對心陽虛者他主張益氣除痰祛瘀，喜歡用溫膽湯加參（黨參、丹參），被同行推為「鄧氏溫膽湯」。

與原溫膽湯相比，鄧氏溫膽湯以橘紅易陳皮，可加強寬胸之

力；輕用竹茹，意在除煩寧心，降逆消痞；枳殼代枳實，寬中又不破氣傷正；黨參補氣扶正，且用量以15～18克為宜，多用反而不利豁痰通瘀，或用太子參30克活血化瘀。臨床上，它除了用於治療冠心病，還可用於治療心衰及各種內科雜症。具體治療時，可以治痰為主兼活血，也可以活血為主兼祛痰。另外，氣陰兩虛者合生脈散；血瘀胸痛甚者加田七末、豨薟草或失笑散；氣虛甚者合用四君子湯或重用黃芪。血壓高加草決明、代赭石、鉤藤、牛膝；血脂高加山楂、布渣葉、草決明、何首烏。

【健康回音壁】

冠心病是中老年人的常見病和多發病，處於這個年齡階段的人，如果在日常生活中出現下列情況，應該及時就醫：

1.勞累或精神緊張時出現胸骨後或心前區悶痛，或緊縮樣疼痛，並向左肩、左上臂放射，持續3～5分鐘，休息後自行緩解。

2.聽到雜訊便引起心慌、胸悶。

3.出現與運動有關的頭痛、牙痛、腿痛等。

4.體力活動時出現胸悶、心悸、氣短，休息時自行緩解。

5.夜晚睡眠枕頭低時，感到胸悶憋氣，需要高枕臥位方感舒適；熟睡或白天平臥時突然胸痛、心悸、呼吸困難，需立即坐起或站立方能緩解。

6.反復出現脈搏不齊，不明原因心跳過速或過緩。

7.飽餐、寒冷或看驚險影片時出現胸痛、心悸。

8.性生活或用力排便時出現心慌、胸悶、氣急或胸痛不適。

大師醫囑

　　冠心病患者在經過積極的治療後，病情可趨於穩定，但如果在生活上不加注意，還有可能再次誘發心絞痛或心肌梗死，甚至潛在一定危險。綜合國醫大師郭子光教授和班秀文教授的觀點，冠心病患者在生活中的注意事項大致有下面幾點：

　　1.合理調節飲食：本病患者飲食應以清淡為主，遠離肥甘厚味辛辣，不過飽過饑。肥胖者應嚴格控制食量。

　　2.保持情緒穩定：不穩定的情緒會使人的氣機紊亂或瘀滯而誘發心絞痛，因此一切競爭性活動、激動性電視節目等都要迴避，保持情緒愉快、舒暢和平靜。

　　3.保持大便通暢：大便秘結、腑氣不行必然加重血流瘀滯，從而導致心絞痛，甚至心肌梗死，因此保持大便通暢是治療本病的重要環節。便秘輕者，可多吃海帶、白菜、橙、香蕉、玉米等食物；重者可在主方中酌情加入瓜蔞仁、雞血藤、虎杖、決明子、肉蓯蓉等；極重者當另服麻仁丸或泡服大黃等藥物。

　　4.戒煙酒、慎風寒：煙酒容易使人氣鬱，滋生痰濕，是心絞痛的重要誘因，應當戒除。風寒之邪乘虛侵襲，最易導致氣血的凝滯。所以在氣候突變之時，冠心病患者要注意衣著的加減，氣溫的調節，防止風寒的侵襲。

　　5.節制房事：雖然男女兩性的關係是人類生活不可缺少的一部分，但冠心病患者必須有所節制，適可而止。冠心病患者

本來就是氣陰不足、精血虧虛之體，最好能完全禁止房事，以避免精氣虧損，這樣更容易康復。

6.堅持適當的運動：現代研究證明，運動能使冠心病的發病率與致死率大大降低。中醫認為，氣血以流通為歸，而適當的運動能促進氣血循環。班老認為，太極拳、八段錦、老人保健操、早晨慢跑等是最好的鍛煉方法，尤其是保健操、慢跑，最適合老年心臟病人，每天早上如果能堅持30～60分鐘的鍛煉，可以達到藥物不可達到的效果。在跑步上，班老不主張快跑，因為跑的速度過快，往往會使血液流量加大，增加心臟的負擔，反而於病情不利。

第五章 腦中風國醫方，既要活得長，還要活得好

國 醫 坐 診

　　腦卒中就是中風，是中醫學對急性腦血管疾病的統稱，主要表現為猝然昏倒，不省人事，伴發口角歪斜、語言不利且出現半身不遂。一般分為缺血性中風和出血性中風兩種類型，前者是腦血栓形成或在腦血栓的基礎上導致腦梗死、腦動脈堵塞而引起的偏癱和意識障礙，後者則為腦出血引起的昏迷和癱瘓。

　　任繼學教授將中風的治療分為初、中、末三個階段，初期為中風急性期，必須用猛藥來攻，如治療急性出血性中風多用丹參、川芎、水蛭、土鱉蟲、蒲黃、大黃等；28天後，病情得到緩解，就進入了中期，治法當剛柔並濟，對於邪盛正衰的患者，應當先以祛邪為主，藥用補陽還五湯加蘇木、土鱉蟲、豨薟草；邪去之後則要扶正，方用河間地黃飲子加減。中風6個月後體徵不見恢復即轉入末期，此時的特徵為病情基本穩定，但失去的功能不再有明顯好轉，其根源在於氣虛血瘀、脈絡痹阻，當以溫通經脈、行氣活血為治。古人多用八珍湯、十味溫膽湯，或龔趙氏常服調理方。任繼學教授另推薦了兩種外治法：蒸偏枯法和夜合醒酒方。

　　路志正教授指出，中風在急性期有中經絡和中臟腑之風，中經絡病位淺、病情輕，中臟腑病位深而病情重，它們之間又有淺深、輕重之別。中絡的主要症狀是肌膚麻木，口眼歪斜；中經以半身不遂，口眼歪斜，偏身麻木，言語蹇澀為主症；中腑是中經的進一步發展，除了上述症狀外，還伴有神志不清、意識模糊或嗜睡等症；中臟是中風的急重症，以猝然昏倒、沒有知覺伴有半身不遂為主症。因此在本病發作時要詳細、準確地辨症，辨症失誤，疾病難治。

　　另外，路老還強調在中風初期不要急於補益。因為在這一階段多痰火、肝風為患，病人多出現面紅色赤，舌強語蹇，肢體不遂等症，治療時應本著急則治標的要旨，不要急於用益氣活血之藥，尤其在中風初期或剛穩定之際要慎用補陽還五湯。因為早用或過用補氣活血之藥，可能會引起肝風複起。對於形瘦色蒼、陰虛火旺的患者，即使病程較久，也只適宜清補而不宜單純補益。

識別中風先兆，善於治未病

【大師精華】

　　本病應該注意，在發病前出現頭痛頭暈、記憶力減退、全身無力或者說話不太清楚時，就要注意檢查治療，避免病情發展，醫者也應該注意以防病為主。

——李輔仁《李輔仁老年病獨特治驗》

【國醫釋讀】

中風的起病特別突然，但是很多人在中風前都會出現一些先兆。醫學上通常將這些先兆稱為「短暫腦供血不足」，先兆的時間都很短暫，一般在3個小時之內大部分可得到緩解，最長不超過24小時。如果這些先兆能引起我們的足夠重視，那麼中風是完全可能避免的。

李輔仁教授在談到中風時，提到了一些中風先兆，以下就具體來看一下這些先兆的表現。

如果出現劇烈的頭痛、頭暈、眩暈，可能是中風的先兆。這種頭痛的程度較重，從間斷性頭痛變為持續性頭痛，如果頭痛固定在某一部位，可能提示腦出血或蛛網膜下腔有出血的先兆。中風前還常會出現失憶的情況，比如去某個地方走著走著卻突然不知道要去哪兒、該做什麼，讀書看報時卻突然看不懂那些方塊字了，這也提示中風的危險即將到來。如果手突然提不了重物，渾身無力或者走路時東倒西歪頻繁撞牆，也可能是腦血管出現了問題。還有一種徵兆是言語不利，這包括兩種情況：一是找不到合適的詞語正確表達自己的意思，一是聲音變調了，或者說話的節奏變了。若出現上面一個或多個徵兆，千萬不能掉以輕心，如果沒能得到及時有效的治療，中風將會馬上來臨。

所有這些症狀和老人平時操勞過度，休息不足，以至於氣血的營衛受損，使身體的陰陽平衡出現了偏頗。假如這時候受到外來因素的影響（招感外邪、憂思惱怒、飲酒飽食、房事不節），就好像一座本來地基就不穩的高樓大廈，遇到了暴風而頹然崩倒一樣，很難再復當初之勢。所以，加強對中風先兆症的防治，無疑對保障中老年人健康長壽有著重要的意義。

【健康回音壁】

在不確定家人是否有中風先兆時，可通過以下四個動作來驗證：

1.要求患者笑一下。

2.要求患者說一句簡單的句子，注意條理性和連貫性。

3.要求患者向上舉起自己的雙手。

4.要求患者伸出舌頭，如果舌頭彎曲或偏向一邊，也是中風的徵兆。

這四個動作，如果有任何一個動作做不來，就要立刻送往醫院。

安宮牛黃丸、蘇合香丸——腦血栓的急救方

【大師精華】

老年人多在早晨或夜間發病，我常用蘇合香丸、安宮牛黃丸急救。

——李輔仁《李輔仁老年病獨特治驗》

【國醫釋讀】

腦血栓是老人出現中風的一種病因，它有一定的季節性，在冬春季節，腦血栓的發病率較高。這和血壓的升高、血管內壁功能的改變，以及本身血液在心臟內瘀積或者黏稠都有一定的關係。

腦血栓引起的中風不僅具有季節性，在一天中出現的時間也是不同的，李輔仁教授指出，老年人多在早晨或夜間發病，他認為本病的發生，在於老年人元氣虛損，脈絡空虛，或者平時身體痰濕內盛，如果情緒上受到刺激，再有風邪乘虛而入，就會導致氣滯血瘀，經絡

不暢。

對於此病的急救治療，李老常會用到安宮牛黃丸和蘇合香丸。安宮牛黃丸是清代名醫吳鞠通在繼承古方的基礎上創立的，後來從清宮傳入同仁堂並沿用至今。作為溫病「涼開三寶」之一，安宮牛黃丸歷來被視為應對危急重症的首選藥物，由牛黃、犀角、鬱金、黃連、梔子、黃芩、雄黃、珍珠、冰片、麝香組成，適用於治療邪熱內陷心包所致的中風、高熱、昏迷及各種腦損傷、肝性腦病等。現代藥理研究證明，安宮牛黃丸具有明確的解熱、鎮靜作用，所治疾病大多與大腦中樞神經有關。對於各種原因引起的昏迷，它都具有復甦及腦保護作用。

蘇合香丸出自宋代的《太平惠民和劑局方》，是中醫芳香開竅的著名代表方劑之一，從宋代開始一直是歷代中醫「治卒心痛」的首選良藥。它具有芳香開竅、行氣解鬱、散寒化濁的功效，是救治「閉症」屬寒邪、痰濁為患的常用方劑，對於由中風引起的神志不清、牙關緊閉、半身不遂等重症有不錯的療效。直到現在，蘇合香丸仍是搶救心肌梗死、心絞痛及煤氣中毒的有效藥物。

中風有多種表現，根據這些表現有閉（實）、脫（虛）之分，其中，「閉症」又有「熱症」和「寒症」的區別，安宮牛黃丸和蘇合香丸適用於中風屬「閉症」者使用。如果患者在中風發生時，突然出現意識障礙、偏癱，同時伴有面紅身熱、煩躁不安、大便秘結、舌苔黃膩等邪熱內閉之象，適合服用安宮牛黃丸；如果出現面色蒼白，靜臥而不煩，舌苔白膩等寒痰阻竅之象，適合服用蘇合香丸。

總之，儘管安宮牛黃和蘇合香丸是中風急救之藥，但是只有在辨症使用的前提下，它才能真正發揮應急的作用，否則可能會讓病情更

加嚴重。

【健康回音壁】

服藥預防中風也有一定效果。如果體質肥胖，手足麻木，面赤便秘，可每天服用防風通聖丸3克。頭暈眩暈，可選用豨桐丸，每天3次，每次5片。

鄧老點舌法，醒腦開竅救治重症昏迷

【大師精華】

點舌之法就是用紫雪丹、安宮牛黃丸、蘇合香丸，或含有冰片、麝香、牛黃的丸散點放舌上。用時將藥丸水溶後用棉籤蘸藥點於舌上，不停地點，當丸藥厚鋪舌面，則用開水點化之，化薄後繼續點藥。

——鄧鐵濤《鄧鐵濤審定中醫簡便廉驗治法》

【國醫釋讀】

在很多人眼裡，中醫只善於治療慢性病，一旦遇到急危重症時就遠遠落後於西醫，其實不然。漢代名醫張仲景所著的《傷寒雜病論》就是一部治療許多急性病的經典。傳統醫學經過後世醫家的不斷繼承發展，也出現了很多治療急危重症的方法，如鄧鐵濤教授介紹的「點舌治昏迷」就是一種常用的急救方法。

點舌法主要將一些芳香走竄、醒腦開竅的中藥用開水化後，點在舌頭上，通過舌部對藥力的吸收，有時可對重症昏迷、舌咽反射消失

的患者產生醒腦、恢復吞嚥的作用。這種方法是根據中醫「舌為心之苗」、「心主神明」的基礎理論創立的，使用起來簡便、有效，並且為下一步的救治創造了良好的條件。

鄧老曾將自己關於點舌法的應用和見解寫成文章，發表在《新中醫》期刊的「耕耘醫話」裡，引起了很多共鳴。廣西一位叫做周永輝的醫師也曾撰文談到點舌法在急救中的應用，文中說他曾遇到一位因中風送來急診的患者，當時患者的症狀為舌絳、苔黃、脈弦數、血壓240/120mmHg，他便以點舌法施治，30分鐘後患者左側的上下肢變軟，神志略清，血壓也降到了120/78mmHg，同時還投入了中藥湯劑，由人參、生半夏、沙參、地龍各10克，生南星6克，生附子5克。經過這樣一番調理，患者在第二天下午就可以坐起進食，神志清楚。

【健康回音壁】

點舌法適用於因心肌梗死、中風等病引起的重度昏迷，生活中體質衰弱、血管運動功能不穩定的人，有時還會因臥床、下蹲突然起立或直立時間過長，導致血壓驟降，意識喪失而出現暈厥。這種情況下，可以用手指掐人中穴的方法來急救。葛洪在《肘後方》中說「令爪其病人人中，取醒」。一般指掐完人中穴，短則數分鐘，長則10～20分鐘，昏迷者可甦醒。方法是，左手扶著昏迷者的腦後部，右手的拇指屈曲指關節，用拇指尖端掐壓人中，其他四指則扶著昏迷者的下頜。掐壓的時候，一般用雀啄式，也就是每秒鐘掐1～2次，使人中因為有節律的指壓與放鬆，保持供血。點掐的時候要注意力度，避免掐破皮膚。一般連續掐壓3～5分鐘即可。

十二經穴放血療法，中風後的針治措施

【大師精華】

陽閉症：昏僕，不省人事，牙關緊閉，兩手握固，面赤氣粗，或痰聲如鋸，或身熱躁動，舌紅，苔黃或膩，脈弦滑而數。

針治：十二井穴（針出血），太沖、人中、豐隆（均用瀉法）。

——鄧鐵濤《耕耘集》

【國醫釋讀】

在中醫上，中風分為中臟腑和中經絡，而中臟腑又有陽閉症、陰閉症和脫症之分，主要表現為昏僕，不省人事等。昏迷後出現面赤氣粗或身熱躁動、舌質紅絳、舌苔黃膩的患者多數為閉症，鄧鐵濤教授認為，針對此病的針治可採用十二井穴放血法，並用瀉法針刺太沖、人中和豐隆三穴。

十二井穴是手三陰、手三陽經中的井穴，左右共十二個。十二井穴放血法是中醫傳統的急救措施，在臨床上的應用已有數千年之久，具有活血通絡、瀉熱逐瘀、開竅啟閉、護腦醒神等功效。現代一些臨床實驗也證明，十二井穴在點刺放血後會迅速、持續、穩定地改善血管。

這種放血療法的理論依據主要是中醫經絡學說和氣血學說。中醫認為，經絡是氣血運行的通道，它「內屬於腑臟，外絡於肢節」，具有由裡及表、通達內外、聯絡肢節的作用。作為溝通人體內外表裡的橋樑，經絡可以灌滲氣血，充潤營養全身。氣血和經絡既是人體正常的生理基礎，也是疾病產生的重要病機轉化所在。當人體臟腑和經脈

功能失調時，人體就會發生疾病，絡脈也會相應地出現充血、擴張，甚至變形等病理變化。《黃帝內經》記載：「血有餘，則瀉其盛經出其血……視其血絡，刺出其血，無令惡血得入其經，以成其疾。」因此，針刺放血可在一定程度上疏通經絡中壅滯的氣血，從而調節臟腑功能紊亂，達到治療疾病的目的。

除了十二井穴放血外，鄧老還建議用瀉法針刺太沖、人中和豐隆三穴。太沖穴是足厥陰肝經的原穴，有熄風平肝之效；人中位於鼻唇溝上1/3與下2/3的交界處，是手陽明經、足陽明經與督脈交會之所，氣血經氣會聚之處，歷代都將其用於急救；豐隆穴是足陽明胃經的穴位，可以健脾胃，化痰濁。

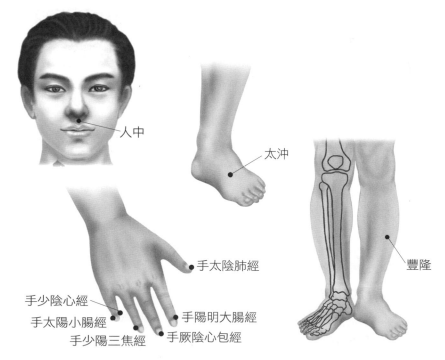

人中

太沖

手太陰肺經

手少陰心經

手太陽小腸經

手少陽三焦經

手陽明大腸經

手厥陰心包經

豐隆

【健康回音壁】

　　放血療法對急性中風後的肢體麻木也有一定療效，比如有的患者除了一側肢體輕度癱瘓外，患側的手臂還會有麻木脹痛感，這時醫生可採用十宣放血療法。方法是在患側處的五指尖端距指甲游離緣0.1寸處取穴，常規消毒後用三棱針從拇指依次紮向小指，點刺出血用手擠壓出1～3滴血，然後用消毒乾棉球按壓針孔止血。因為十宣穴位於肢體循環的末端，在此處放血可以從整體上改善血液循環，讓氣血能順利地到達肢體，從而消除因氣血不暢所致的手臂麻木、脹痛。

重灸神闕、氣海和關元，治療中風脫症

【大師精華】

　　治法：取任脈經穴為主，重用灸法以回陽固脫。

　　處方：隔鹽灸氣海、關元、神闕。

　　方義：神闕、氣海、關元均位於下腹部，屬任脈經穴，是治療虛脫的主要腧穴，其中關元又為任脈與足三陰經之會穴。重灸之，能補益元氣，回陽固脫。

——程莘農《中國針灸學》

【國醫釋讀】

　　在治療中風屬脫症的患者時可用艾灸的方式。程莘農教授認為應重灸任脈經穴，以便補益元氣，回陽固脫。中風脫症患者的面色多慘澹失神，氣息多急促低微，「若見口開心絕，手撒脾絕，眼合肝絕，

遺尿腎絕，聲如鼾肺絕者」，即是脫症。脫者宜固，急固元氣，因此可艾灸神闕、氣海、關元三穴。

神闕穴是任脈上的穴位，又名臍中，艾灸此穴具有溫通元陽、健運脾胃、固脫復甦的功效。現代實驗研究也證實，艾灸神闕穴能明顯提高人體的免疫力，調節臟腑功能紊亂。神闕穴適合隔鹽灸，方法是患者仰臥屈膝，將純白乾燥的食鹽填平肚臍，再放上薑片和艾炷進行施灸；有的患者肚臍處是凸出的，可先用濕麵條在肚臍周圍圍成井口樣，再填鹽艾灸。之所以放薑片是為了隔開食鹽和艾炷的火源，以免食鹽遇火起爆後燙傷皮膚。這種方法對中風脫症具有回陽救逆的作用。

關元穴也屬任脈，位於腹部正中線，臍下3寸，此穴既是小腸經的募穴，又是足三陰、任脈交會之處。關元穴又被稱為「丹田」，是人一身元氣的所在。《難經 六十六難》集注中楊玄操說：「丹田者，人之根本也，精神之所藏，五氣之根元，太子之府也。」艾灸關元穴具有固本培元、補氣回陽、通調沖任的作用，臨床上廣泛地應用於各種原因引起的陽虛症。現代研究也證實，艾灸關元穴能改善動脈血氧運輸量，有增加利用氧的作用，防止缺氧加重和延緩休克的發展。

氣海穴位於腹部的正中線，臍下1.5寸，在關元穴和神闕穴的中間。古代醫學家十分重視氣海的作用，認為氣海之氣由精產生，氣又生神，神又統攝精與氣。艾灸氣海穴是一個很好的保健方法，有「氣海一穴暖全身」的說法。艾灸氣海能生發和培補元氣，具有溫養益氣、

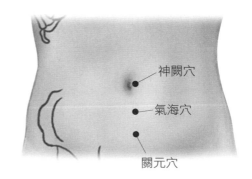
神闕穴
氣海穴
關元穴

扶正固本、培元補虛的功效。現代研究也證實，艾灸此穴可使免疫球蛋白明顯增加。

【健康回音壁】

艾炷是用艾絨製成下面大、上面尖，呈圓錐形的艾團，以便安放，並使火力逐漸由弱而強。製作艾炷的傳統方法是用手捏，邊捏邊旋轉，捏緊即成，應盡量做得緊實，這樣，在燃燒時火力會逐漸加強，透達深部，效果較好。

艾炷的大小應該根據病情和施灸部位而定。艾炷小如小麥粒、雀糞者，多用於頭部及四肢部位；艾炷如黃豆大小或半截棗核大小，多用於胸腹部及背部；艾炷如半截橄欖或筷頭大小，多用於胸腹和腰背部。此外，用於直接灸法，必須用極細的艾絨，搓得如麥粒大，做成上尖底平的圓錐形，直接放在穴位上燃燒；用於間接灸法，可用較粗的艾絨，做成蠶豆或黃豆大、上尖下平的艾炷，放在薑片、蒜片或藥餅上點燃；用於溫針灸法則做成既圓又緊，大小及形狀如棗核樣的艾炷，纏繞在針柄上燃燒。

艾條灸天窗、百會，治療中風偏癱效果好

【大師精華】

艾條灸天窗、百會治療腦血管病所致偏癱，可取得很好的效果，作者還發現治療後患者腦血流圖改善明顯，增高的血脂也有下降趨勢。

——賀普仁《灸具灸法》

【國醫釋讀】

　　艾灸對中風患者的恢復有著重要的作用，如能善加運用，可幫助患者儘快恢復。賀普仁教授在《灸具灸法》一書中介紹了艾灸天窗、百會的方法，這一方法原是張登部等人發表在《山東中醫藥大學學報》上的，後被賀老收錄在其著作中。

　　具體方法是：將頭頸部充分暴露，先灸健側的天窗穴，再灸百會穴（需剪去頭髮），艾條距穴位3～4公分，每個穴位各灸15分鐘，以患者感到溫熱舒適為度。30天為一個療程，一個療程後休息3～5天，再進行下一療程。

　　天窗穴是人體小腸經的穴位之一，位於人體的頸外側部，胸鎖乳突肌的後緣，扶突穴後，與喉結相平。賀老認為，艾灸天窗穴能夠改善腦血流。艾灸本身屬於熱療，能增強血管彈性，加速血流速度。這種熱度還可以軟化血管內的血脂，幫助血管擴張，從而使血流量加速。久而久之，就會有效控制血管壁的老化，讓血氧濃度增加，改善中風後的偏癱症狀。

　　百會穴，顧名思義，是手、足三陽經及督脈的陽氣交會點。督脈被稱為「陽脈之海」，而百會穴正好在人體最高的位置，從中醫上來看，百會穴可謂是人體陽氣最充盛的部位了。由於陽氣有充養人體髓海的功能，而腦為髓海，所以百會穴對人的神志功能也有調節作用。神的改變在腦中風病理的機制中起著主導作用，在《靈樞》中就有「粗守形，上守神」的學術思想。而且，刺激百會穴可達到一穴補諸陽，全身經絡均暢通的療效。

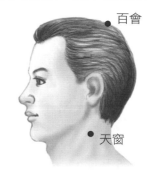

百會

天窗

【健康回音壁】

百會穴既是保健穴，又是長壽穴，經常按壓此穴，可激發人體潛能，增強體內的正氣和抵抗力，調節心、腦血管系統功能，延年益壽。

對百會穴的刺激除了艾灸之外，還有下面三種方法：

1.按摩百會穴：端坐在椅子或床上，把手掌放在百會穴上輕輕按摩，順時針和逆時針方向各50圈，每日進行2～3次。這樣做能夠疏通經絡，提升督脈的陽氣，對高血壓和低血壓的患者都有益處。

2.叩擊百會穴：手掌微屈呈碗口狀，即空心掌，然後輕輕叩擊百會穴，連扣10下。百會穴為諸陽之會，叩擊能活血通絡，尤其當外感風寒出現頭痛，或因為休息不好引起頭部脹痛時，叩擊百會穴能有不錯的緩解作用。

3.點揉百會穴：用中指或食指的指腹附於百會穴上，先由輕至重按壓3～4下，然後再向左右各旋轉揉動30～50下。體質虛弱或患有內臟下垂、脫肛等症的人在開始按摩時要輕一些，之後再逐漸加重，按摩的次數也隨之增多。需要注意的是，這裡說的「重按壓」是相對重一些，百會穴是個極為特殊的地方，千萬不能進行重刺激。

中風偏癱有褥瘡，砂糖外敷療效好

【大師精華】

用白砂糖填滿潰瘍面使之隆起，用脫敏膠布呈疊瓦樣封貼好，3～5天後，待白砂糖融化，封貼膠布的表面按之出現波動感即可換

藥，再用白砂糖如前方敷貼之，直至潰瘍面癒合。

——鄧鐵濤《鄧鐵濤審定中醫簡便廉驗治法》

【國醫釋讀】

老人在中風後如果沒有得到及時搶救，很容易留下偏癱的後遺症。由於肢體癱瘓，需要長時間臥床，平時自己又無法翻身改變體位，局部皮膚因此受到壓迫，再加上癱瘓肢體的皮膚營養功能下降，很容易出現褥瘡。褥瘡又稱為「壓迫性潰瘍」，早期只是局部皮膚出現紅腫和水泡，之後皮膚顏色轉為紫紅色並開始破潰。

對於褥瘡導致的潰瘍，鄧鐵濤教授介紹了一種白砂糖外敷治療的方法。在敷的時候，一定要避免砂糖撒在其他地方，以免引起新的潰瘍。其實，清朝名醫王清任在《醫林改錯》中就曾提及用砂糖做藥的方劑，方名為木耳散，主要是將木耳焙乾研末後，與白砂糖混合，並用溫水浸成糊，敷在潰瘍面上，達到治療的目的。鄧老也曾在20世紀70年代有過用砂糖治癒慢性潰瘍的經歷。當時有患者因高熱住院，後因滴注正腎素滲漏，以至於下肢出現了慢性潰瘍，數月都沒能治癒。鄧老就對其用砂糖外敷的方法，三天後潰瘍處就變淺變小，繼續敷白砂糖，不過10天，潰瘍就痊癒了。

法國一家醫院也發生過幾例用白砂糖治療潰瘍的經驗，他們認為，砂糖之所以能夠治好潰瘍，在於糖所造成的高滲壓能夠將創口中細菌的成分吸出，從而使細菌處於脫水狀態，而且糖還可以阻礙細菌接近毗鄰的營養物。有的年輕醫生對於白砂糖的這種作用半信半疑，所以他們在使用砂糖外敷潰瘍面的時候，會同時加入抗生素類藥。鄧老認為，這樣做反倒會減慢創面的癒合速度。潰瘍本身就表示身體的

正氣衰微、氣血虧虛，而抗生素雖有一定作用，但畢竟是攻伐之氣，如果人的生機不旺，新的肌膚又怎麼會長出呢？所以，在他看來，砂糖的作用，重點並不是抑菌，而是給潰瘍面一個較好的營養環境，這符合中醫扶正祛邪的原理。

【健康回音壁】

　　控制中風後褥瘡的發生，關鍵在於做好預防工作。首先，要為患者勤翻身。一般兩、三個小時就要為病人翻身一次，最長不應超過4小時，讓病人輪流保持平臥位，左、右側臥位。骨突處如骶尾部、髖部、肩肘部、外踝、足跟等，最好能用氣圈或棉圈墊使突出部位懸空，減少受壓。其次，對褥瘡易發的部位要多按摩，按摩時手掌或拇指對皮膚的壓力由輕到重，再由重到輕形成環形按摩。再次，注意保持皮膚和床褥的乾燥，一旦出現大小便失禁要儘快清理，汗水浸濕或尿濕的床墊要隨時更換，定時給病人擦洗身體，洗完後要在背部、骶尾部撲上爽身粉。最後還要為病人補充營養，飲食上宜選擇易消化、低糖、低鹽、低脂的食物。

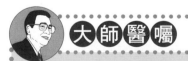

大師醫囑

　　如何促使中風病人後遺症的早日康復，不管對社會還是對患者家庭都有著重要的意義。中風後患者一般存在肢體功能障礙、語言功能障礙、癡呆等症狀，張學文教授認為在中風發生後的3～4周是身體機能恢復的最重要時期，一般前3個月患者的身體功能恢復明顯，半年後進程變慢。因此，這段時間的及時

治療是促進中風早日康復的關鍵。

中風患者還要注意飲食宜忌，如果從疾病一開始就預防，不至於病至中風。任繼學教授認為，預防之道要儘量摒除一切膏粱厚味，鵝、肉、酒、蛋、肥甘，生痰、化火之物，更要遠色戒性。體胖的患者更要清淡飲食，這樣才可有備無患。

第六章 關節炎國醫方，
老人走路也能虎虎生風

 國醫坐診

　　關節炎是一種常見的慢性疾病，泛指發生在人體關節及其周圍組織的炎性疾病，可分為數十種。臨床以關節的紅、腫、熱、痛、功能障礙及關節畸形等為主要症狀，影響到患者的日常生活。關節炎屬於中醫痹病的範疇，發病部位以膝關節為主，腰部、頸部、指關節、肩關節、肘關節等部位也會出現相應的病症。關節炎治療的中醫傳統理論認為「風寒濕邪，痹阻經脈，致使經脈不通，不通則痛」，因此常以祛風散寒、解痙通絡，活血化瘀為治療原則，並結合針灸與藥物的作用，具有不錯的療效。

　　朱良春教授指出，痹症的治療原則，不外寒者溫之，熱者清之，留者去之，虛者補之。如果初起本病或者病程不長，患者的身體狀況尚好者，屬於風寒濕痹者要以溫散、溫通為治療原則，濕熱痹則以清熱利濕為主。如果患者久病，則邪未去而正已傷，症狀多錯綜複雜，而且久病多虛，久病亦多痰盛、寒濕、濕熱互結，古人有「久痛入絡」一說，這樣一來患者體內邪正混淆，膠著難解，上述治療原則不容易取得良效。對此，朱老認為應當通盤考慮，以攻不傷正、補不礙

邪為主要指導思想。痺症的形成和正氣虧虛密切相關，也就是說痺症初起之時，要充分固護正氣，因此朱老一般不用防風湯、羌活勝濕湯之類，自擬溫經蠲痛湯。

臨床上，朱老經常使用蟲藥治療頑痺。因為患病時間太長，邪氣就可能深經入骨，氣血長期凝滯不行，便生痰濕瘀濁，經絡閉塞不通，草木之品的藥效無法達到宣達的作用，必須借助蟲蟻之類搜剔竄透之功，才能濁去凝開，氣通血和，經行絡暢。在應用蟲類藥物的同時，朱老還善於與其他藥物密切配合。比如，寒濕甚者，用烏蛇、蠶沙，並配以川烏、蒼朮；夾瘀者，用僵蠶，並配以膽星或白芥子。經過朱老多年實踐，合理應用蟲類藥確實能逐頑痺、起沉屙，收到理想的治療效果。

路志正教授強調在治療痺病的同時，還要重視脾胃。因為「五臟六腑皆稟氣於胃」、「脾為後天之本」，不管是實痺、虛痺還是頑痺，只要脾胃健旺則療效明顯。而且「脾主肌肉四肢」，脾為氣血生化之源，氣血充盈則筋脈關節得以濡潤，四肢肌肉有所稟受。脾主運化水濕，無濕則無痰，無痰則少瘀。

在用藥上，路老認為治療痺病不可單用風藥，因為祛風藥性溫熱、剛燥，能灼津耗液，過度使用不僅耗泄正氣，還會令風變為禍，寒化為熱，由實變虛，加重病情。所以，風藥不要單獨使用、過度使用，應根據病情適當配伍血分藥、陰分藥。

類風濕性關節炎，芋頭鮮薑來外敷

【大師精華】

鮮芋頭、鮮生薑、麵粉各50克，蜂蜜適量。先將芋頭去皮，搗成糊狀，再將生薑搗爛取汁，加入藥糊、麵粉、蜂蜜，調和攪拌，敷於患處，外蓋紗布、繃帶包紮固定，一日一換，七日為一療程。

——顏德馨《常見病的中醫自診和調治》

【國醫釋讀】

風寒濕痹型是類風濕性關節炎的一種類型，通常容易患這種病的人多為陽虛者，身體多呈虛胖體形，面色蒼白，多汗惡風，大便溏薄。顏德馨教授在其主編的《常見病的中醫自診和調治》書中，收錄了一種外敷法可以祛風散寒、除濕通絡，對於因關節炎引起的關節腫痛、晚期關節僵硬或畸形有一定的療效。

生薑味辛微溫，歸肺、脾、胃經，有發散風寒、溫中止嘔、溫肺止咳的功效，生薑皮還有利水消腫的功效，在本方中，主要利用生薑解表散寒及消水利腫的功效。生薑外敷在膝蓋處能刺激此處毛細血管的感官，加快血液循環，以帶走血液中新陳代謝的垃圾，這對於風濕性關節炎有很大的輔助療效。

芋頭味甘辛、性平、有小毒，歸胃、腸經，有消腫止痛、益胃健脾、散結、調節中氣、化痰等功效，在本方中主要取芋頭的消腫止痛作用。另外，直接用生芋頭汁外敷，容易引起局部皮膚過敏，而薑汁正好能解過敏症狀。

這種外敷療法只是關節腫痛時的輔助之法，在關節炎急性期出

現發熱、心悸、出汗等全身症狀明顯者，要先進行抗風濕治療，等全身症狀減輕或消失，僅遺留關節腫痛、僵直或畸形，或出現功能障礙時，再用芋頭鮮薑外敷法。另外，在關節炎的早期，患者的關節尚處於遊走性疼痛階段，也不適宜這種外敷療法。

為了使藥液在關節處能充分發揮藥效，冬天時可在外敷的周圍加熱水袋，令局部的血液循環加速，促進藥液吸收。治療過程中，患者應臥床休息；配置的外敷方最好用新鮮的藥物，因為放置時間過長，藥物的療效也會降低。如果敷完藥物出現水泡，就不要再塗藥了，要用乾淨的紗布覆蓋，做消毒處理。

【健康回音壁】

類風濕性關節炎患者在關節腫痛等不適症狀消失後，必須進行一些功能鍛煉，通過關節的活動，避免出現僵直攣縮、肌肉萎縮，以恢復關節功能。在病情剛得到緩解時，可做一些床上功能鍛煉，如關節屈伸運動、按摩腫痛關節等。山東谷岱峰老人密傳的按摩保健法「床上八段錦」很適合這種鍛煉，包括以下八項：

1.**乾沐浴（自我按摩）**：浴手、浴臂、浴頭、浴眼、浴鼻、浴胸、浴腿、浴膝。

2.**鳴天鼓**：用兩手掌心緊按兩耳孔，兩手中間二指輕擊後頭枕骨十幾次。

3.**旋眼睛**：兩眼向左右旋轉各5～6次。

4.**叩齒**：上下牙齒互相輕輕叩擊30多次。

5.**鼓漱**：閉口咬牙，口內如含物，做漱口動作30次。漱口時，口內多生津液，等津液滿口時再分三口慢慢嚥下。

6.**搓腰眼**：兩手心相互搓熱，緊按後腰部，用力向尾椎部上、下搓30次。

7.**揉腹**：用兩手手心揉腹，在肚臍周圍自左至右，自右至左做圈狀揉按。

8.**搓腳心**：即搓腳心湧泉穴80次。

蜂生擦劑——外治法治療關節腫痛

【大師精華】

「蜂生擦劑」除紅腫熱痛者外，均可外擦。取蜂房（洗淨，扯碎，曬乾）180克，生川烏、生草烏、生南星、生半夏各60克，以60％酒精1.5公升浸泡兩周，去渣，用200cc之瓶分裝。以藥棉蘸藥液擦關節腫痛處，一日3～4次，有消腫止痛之效。

——朱良春《碣石集（二）》

【國醫釋讀】

關節腫痛是骨與關節疾病共有的主症，如果能輔以外治，將收相得益彰之效。朱良春教授介紹的「蜂生擦劑」就是外治法的不錯選擇。

露蜂房為胡蜂科昆蟲大黃蜂或同屬近緣昆蟲的巢，味甘，性平，有毒，歸胃、肝經，有消腫散結，攻毒殺蟲，祛風熄風的作用。在蜂生擦劑中，主要用的是它消腫止痛、祛痰散結的功用。《本草求真》記載：「蜂房味苦鹹辛，氣平有毒，為清熱軟堅散結要藥。」《本經

逢原》指出它「能祛滌痰垢」。早在《傷寒論》中的鱉甲煎丸就用到了它的散結滯作用，《補缺肘後方》用它和豬脂調和後治風瘻，《十便良方》中將它燒灰與酒調噙嗽治風熱牙腫，都是取蜂房消腫散結的功效。

　　生川烏和生草烏是傷科外用止痛常用的藥物。《神農本草經》指出，生草烏「除寒濕痹」；《別錄》謂其主「曆節，掣引腰痛，不能行步」；《藥性論》說烏頭「其氣鋒銳，通經絡。利關節，尋蹊達徑而直達病所」；《本草述》也認為它們「寒濕之所結聚，頑痰死血，非是不可以開道路，令流氣破積之藥得以奏績」。朱老在治療風寒濕痹型疾病時，常用到川烏、草烏。他認為川烏溫經定痛的力量較強，寒邪重者用生川烏，寒邪較輕而體弱者用制川烏。對於寒濕痹重症，則取生川、草烏同用之。

　　生南星有燥濕化痰、祛風定驚、消腫散結的功能，尤其善於止骨痛，對包括類風濕性關節炎在內的各種骨痛均具有良效。生半夏外敷也有消腫止痛的作用。

　　白酒在此方為引子，能有充分發揮藥效的作用。因此，綜合這幾種藥物的功用，對症下藥治關節腫痛有不錯的療效。需要注意的是，這種藥液塗擦法不適於關節紅腫熱痛者。

【健康回音壁】

　　對於因風濕性關節炎引起的關節腫痛，還可用巴豆外敷的方法來緩解。製作方法非常簡單，取15克巴豆與熱米飯適量，先將巴豆研磨成泥狀與熱米飯一起攪拌均勻，再將混好的黏狀物於每晚臨睡前貼在患處，然後用油紙將藥蓋好，外用紗布包紮固定，等到次日早晨再將

藥除去即可。間隔15日再貼一次，通常用藥一次便可見成效，連續用藥數次，便可很好地穩定急症。

對於風濕性關節炎來說，其治療的要點是緩解關節疼痛，防止關節遭受病痛折磨變形破壞，並且保留和改善關節功能。為達到這一效果，臨床上多採用解熱鎮痛消炎藥來治療。而巴豆的藥理試驗研究表明，巴豆自身所含有的各種活性成分，有極好的抗菌、消炎、鎮痛作用，再利用中醫內病外治的治療原理，通過將巴豆碾碎熱敷於關節處，便能將巴豆的治療功效發揮得淋漓盡致。而此處加上米飯作為輔料，是因為米飯質地黏軟，有保護皮膚，使皮膚免受刺激的功效。

重型風濕性關節炎，可用朱老驗方五虎湯

【大師精華】

重型風濕性關節炎反復發作，久治未癒而寒濕偏盛者，宜溫經散寒，祛風通絡，可用驗方「五虎湯」（炙僵蠶10克，炙全蠍、蜈蚣各2克，研末，制川、草烏各6～9克）每日一劑，連續服之，多能收效。

——朱良春《碥石集（二）》

【國醫釋讀】

風濕性關節炎的治療方法五花八門，但不見得都有效果，特別是風濕性關節炎作為一種慢性疾病，治療起來尤其費時費力。對於反復發作、久治未癒的重型風濕性關節炎，朱良春教授推薦自己的驗方「五虎湯」，利用炙僵蠶、炙全蠍、蜈蚣、制川烏和制草烏的共同功

效，幫助溫經散寒、祛風通絡、緩解病痛。

僵蠶味鹹辛性平，入心、肺、肝、脾四經，有祛風止痛的功效。全蠍又名全蟲，味辛性平，有小毒，入肝經，它擅長竄筋透骨，對於風濕痹痛，久治不癒者，更有佳效。蠍尾較全蠍之功力為勝，散劑吞服又較煎劑為佳。蜈蚣味辛，性微溫，有小毒，入肝經，善於搜風攻毒，是一味佳品。很多人認為它是「五毒」之一，因畏懼它的毒性而棄之不用，這實在很可惜。近代名醫張錫純先生論其功效，指出蜈蚣「走竄之力最速，內而臟腑，外而經絡，凡氣血凝聚之處，皆能開之。性有微毒，而轉善解毒，凡一切瘡瘍諸毒，皆能消之」。朱良春教授也認為，蜈蚣有舒利關節的功效，對風濕性關節炎之關節僵腫變形、拘攣不利者，有消腫定痛、舒利攣縮的功效。

制川、草烏辛熱有毒，歸心、肝、脾經，有祛寒濕、散風邪、溫經止痛的功效。因其藥性峻猛，功效專捷，是臨床上治療寒濕痹痛類病症的常用中藥。不過，川、草烏都有毒，若運用不當易出現不良反應，甚至危及患者生命。

如果患者是血蹄體弱者，在服用五虎湯時，朱老建議制川、草烏的用量減半，並加生熟地各15克，生白芍、全當歸各10克。

【健康回音壁】

有風濕性關節炎的人，在治療過程中還應該注重平時的保養，要時常鍛煉身體，以增強身體素質。鍛煉可以讓人身體強壯，免疫力提高，抵抗風寒濕邪侵襲的能力也大大增強；還要注意保暖，避免身體受風寒之邪，平時要多穿衣服，防止受寒，不要淋雨，保持居住環境乾淨溫暖。患者尤其要注意關節處的防寒保暖，衣服一定要乾透後才上身；

還要注意勞逸結合，防止身體過於疲勞；最後，樂觀的態度非常重要，患者要保持治癒的信心，從心理上戰勝疾病，便是勝利的一半。

風濕骨痛，試試蛇肉米酒飲

【大師精華】

風濕骨痛是風、寒、濕三氣雜至乘虛侵入人體，以致經脈瘀阻，氣血不能正常通行，筋脈失養而發生的病變……常用蛇肉配米酒、生薑作飲食療法。偏寒加重生薑；偏風加紫蘇葉；偏濕加赤小豆；如已化熱，則配加冬瓜和絲瓜。

——班秀文《班秀文臨床經驗輯要》

【國醫釋讀】

在日常生活中，每當碰到陰雨天氣，就會有一些中老年人出現關節腫痛的症狀。輕微的可能只是關節痛，行動不方便；嚴重一點則腰不能彎，腿不能行，關節腫大，疼痛難忍等。

班秀文教授認為這種風濕骨痛是因風、寒、濕侵襲人體，使得經絡閉塞，氣血運行不暢，而導致人體的肌肉、筋骨和關節產生酸痛、麻木和伸展不利，嚴重時甚至關節發生腫大變形、灼熱等病症。治療時，他常用蛇肉配米酒、生薑作為飲食療法。蛇類入藥早在兩千多年前的《神農本草經》中就有記載，明代李時珍所著《本草綱目》中也詳細記載了蛇酒具有祛風濕、通經絡的功效，對風濕、類風濕、關節不利、四肢麻木、半身不遂等有顯著功效。班老認為，蛇屬於爬行動

物，其性走竄，能入陰出陽，有祛風散寒、滲濕解毒、活血通絡、促進氣血運行的作用。

風濕骨痛偏寒者，可在蛇酒中加大生薑的用量。生薑味辛、性溫，有溫經散寒之功。當人們受了風寒，通常會用生薑煮水喝，借用生薑的發散作用，將寒氣排出體外。風濕骨痛偏風者，可在蛇酒中加入紫蘇葉。紫蘇性溫，有發表、散寒、力氣、合營的作用。《本草化義》謂：「紫蘇葉，為發生之物，辛溫能散，氣薄能通，味薄發洩，專解肌發表，療傷風傷寒……凡屬表症，放邪氣出路之要藥也。」風濕骨痛偏濕者，可在蛇酒中加入赤小豆。赤小豆也就是紅豆，味甘酸，性平，歸心、小腸經，有利水消腫、解毒排膿的功用。《本草綱目》記載，「治一切癰疽瘡疥及赤腫，不拘善惡，但水調敷之，無不癒者」。風濕骨痛者如已化熱，可在蛇酒中加入冬瓜和絲瓜。冬瓜味甘、性寒，有清熱、利水、消腫的功效；絲瓜味甘，性涼，具有清熱化痰、涼血解毒的作用。

蛇肉米酒飲只是作為風濕骨痛的一種食療方，不可代替藥物療法。使用時一定要實事求是，辨症論治。

【健康回音壁】

《本草綱目》中介紹了一種烏梢蛇酒，可祛風通絡，對風濕痺痛者有一定療效。方法為，取烏梢蛇一條置於淨瓶中，用好酒0.5升浸泡3～4日，藥酒則成。或用烏梢蛇肉，袋盛，和麴適量置於缸底，糯飯蓋之，3～7日酒熟，去渣，將酒收貯瓶中。每次服用10～20cc，每日3次。

裘老推薦雞蛋熱滾法，緩解關節腫痛

【大師精華】

關節疼痛取熱滾法，每日3次以上，1個月為一個療程。

——裘沛然《中國中醫獨特療法大全》

【國醫釋讀】

風濕性關節炎患者一定很熟悉關節腫脹疼痛時的痛楚，特別是在颱風下雨、陰寒濕冷的天氣，這種疼痛的症狀尤為明顯，還伴有關節紅腫，疼痛使得身體活動不便，只能臥床休養；而且長時間的疼痛還會使心情變差、壓抑憤懣，極大地影響生活。

裘沛然教授在其主編的《中國中醫獨特療法大全》中收錄了熱滾法這一特殊的治療方法，對緩解關節疼痛很有幫助。熱滾法是滾蛋療法的一種，顧名思義，它是利用雞蛋在患病部位來回滾動，以治療疾病的一種方法。用這種方法治病，不但療效好，還讓人感到很舒適，痛苦小，深受患者歡迎。

熱滾法的具體方法為：取生薑30克搗碎備用，蔥白15克，艾葉15克，雞蛋2枚，將它們一起放入鍋中加水750毫升，煎煮1小時，待雞蛋殼變成褐色，然後在藥液中保溫備用。取煮好的溫熱雞蛋1個，趁熱在膝蓋處反復滾動熱熨。雞蛋涼後可放入藥液中加熱，馬上換另一枚蛋繼續滾動。這樣輪番使用兩枚雞蛋，直到患者微汗出。施行完熱滾療法後，患者需要蓋被靜臥片刻。

熱滾療法透過滾動能有類似推拿按摩的作用，同時，經藥物煮過的蛋能使藥效直接作用於人體；而且熱滾法使熱能作用於人體，加強

了疏通經絡、溫推氣血的作用。患者在應用熱滾療法時，應該注意用手測試雞蛋的溫度，以身體能耐受為度，避免燙傷。如果關節處皮膚破損有潰瘍，則不宜應用此法。另外，關節紅腫熱痛者，也不宜採用熱滾法。

【健康回音壁】

雞蛋在煎煮或滾動的過程中，如果蛋殼破裂，可將蛋白取出（去掉蛋黃），和蔥、薑及銀飾1只一起包在紗布內，放在原來的砂鍋內煮熟，取出後擠去多餘的藥液，在膝蓋處擦搓，直至汗出，停止操作。

陳醋蔥白也是藥，熱敷關節止寒痛

【大師精華】

陳醋1.5公升，煎三、四沸，再入蔥白250克，煎一沸，濾去。紗布數層，蘸藥汁熱熨之。

——路志正《路志正醫林集腋》

【國醫釋讀】

路志正教授在治療骨關節類疾病時，認為應注意綜合療法的運用，包括針灸、推拿、理療、熏洗、外敷、藥浴、食療等措施，以下要介紹的是一種外敷療法。

陳醋和大蔥不僅是我們生活中常用的調味品，還能防病治病。醋的發明和釀酒有很大的關係，相傳夏朝的杜康發明了釀酒技術，他

的兒子在一次釀酒中無意間將酒糟泡在缸裡，結果在第21天揭開缸蓋一嘗，竟然香氣濃郁，酸中帶甜，這就是醋的第一次亮相。後來這種做法很快傳播開來，因為是「廿一日」發酵而成，因此造一字稱為「醋」。

醋性平，味酸甘，具有活血化瘀、散寒止痛的作用。《本草綱目》中稱醋能治諸瘡腫塊、心膠疼痛、痰水血病及諸蟲毒氣。蔥性溫，味辛辣，入肺、胃經，具有解表散寒、通陽抑菌之功效。明朝李時珍說：「蔥乃釋家五葷之一，生辛散，熟甘溫，外實中空。肺之菜也，肺病宜食之。」蔥的全身均可入藥，路老介紹的這一熱敷法用的是帶鬚蔥白，外用有散寒發汗的作用。

陳醋和蔥白合用熱敷，可令局部皮膚產生溫熱現象，祛除寒凝、通痹止痛，這一方法既借助了蔥白溫經散寒、祛風除濕的作用，又利用了醋滲透進肌膚，起到活血化瘀止痛、緩解關節僵硬的良好作用。在熱敷之前可事先在關節皮膚上塗抹少許植物油，以防止藥物燒灼皮膚。

【健康回音壁】

關節炎患者可能會因為炎症腫脹引起關節變形，對此路老還介紹了一種針刺法。在腫大變形的關節兩側進針，針尖斜向關節，中等刺激，留針15～20分鐘，並在肢體遠端的趾、指甲兩側，點刺放血，隔日放1次。如果能在熏洗或局部熱敷後施針，療效更佳。

藥包熱敷法，將頸椎病化於無形

【大師精華】

伸筋草、透骨草、荊芥、防風、防己、附子、千年健、威靈仙、桂枝、路路通、秦艽、羌活、獨活、麻黃、紅花各30克。上述藥物研成粗末，裝入長15公分、寬10公分的布袋內，每袋150克。用時將藥袋加水煎煮20～30分鐘，稍涼後將藥袋置於患處熱敷，每次30分鐘，1日1次，2個月為1療程。熱敷時以皮膚耐受為度，每袋藥用2～3天。適用於各型頸椎病。

——任繼學《任繼學經驗集》

【國醫釋讀】

頸椎也是骨關節炎的好發部位，頸椎骨關節炎引起的症狀屬於頸椎病的一種，可用熱敷法來緩解。任繼學教授介紹的這一藥包熱敷法，屬於敷熨療法的一種，這種方法的理論是建立在中醫臟腑經絡辨症等原則的基礎上，和內治法的原則是相同的，只不過在給藥途徑上有區別。正如清代醫家吳師機所說：「外治之理，即內治之理，外治之藥，即內治之藥，所異者，法耳。」敷熨法不經過脾胃，因此不會損傷臟腑，對於體質衰弱的老人更為適宜。

任老的藥方中選用的都是具有活血化瘀、通經活絡的中草藥，借助溫熱之力，將這種藥性由表達裡，通過皮毛、腠理、經絡的運行直達病所，發揮疏通經絡、溫中散寒的作用。

頸椎病患者使用藥包熱敷時，宜採取俯臥位。操作要使藥包的溫度適宜，需要注意藥包的溫度，一方面要避免燙傷患者的皮膚，如果

溫度太高可不停地旋轉藥包以能夠忍耐而不燙傷皮膚為宜；另一方面藥包的溫度也不要過低，可以準備兩個藥包輪流熱敷。在操作時還要注意避風，不然熱熨時皮膚毛孔張開，容易感受風寒。最後需要提醒的是，雖然這種方法較為安全，但高血壓、嚴重心臟病患者在使用時仍要注意，如有頭暈、心慌等不適之症時應立即停止。

【健康回音壁】

風寒濕型頸椎病患者，還可採用外敷吳茱萸的方法來緩解病痛。取吳茱萸150～300克，黃酒適量。用時需將吳茱萸研成細末過篩，和黃酒拌勻後放入鍋內炒熱，並攪成糊狀。將藥糊趁熱倒在數塊清潔布上，分別貼在大椎、大杼、肩髎、肩井、後溪等穴位上，冷後再換繼續貼。

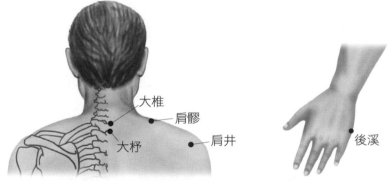

賀氏三通法，扶正祛邪治療肩周炎

【大師精華】

（肩周炎）多由氣不足，營衛不固，風、寒、濕之邪侵襲肩部經

絡，致使筋脈收引，氣血運行不暢而成，或因外傷勞損，經脈滯澀所
致……三通法綜合治療，能扶正祛邪，通經活絡，溫經散寒，使症狀
迅速緩解。

——賀普仁《中國現代百名中醫臨床家叢書：賀普仁》

【國醫釋讀】

三通法是賀普仁教授創立的針灸治療學體系，全稱為「賀氏針
灸三通法」。這一體系認為，「氣血不通」是各類疑難病症的根源，
根據不同病症選擇適當的針灸方法，疏通經絡、調理氣血，以通為
用，就能達到治病的目的。其內容主要包括以毫針刺法為主的「微
通法」，以火針療法為主的「溫通法」，以三棱針放血為主的「強通
法」。

賀普仁教授主張，肩周炎的治療應根據不同症狀分別採用微通
法、溫通法與強通法。具體方法如下：

1.**微通法**：取條口穴、聽宮穴。賀老常用毫針，採用平補平瀉
法，深刺，每日1次。用於家庭自我保健的患者，也可採用梅花針扣刺
的方法。另外，對於因勞損導致症狀加重的患者，可採用繆刺法，即
肩部的一側患病，刺激對側相應穴位。微通法適用於一般性肩周炎。

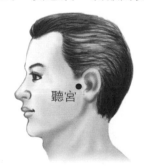

聽宮

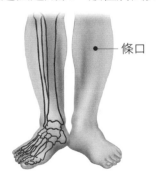

條口

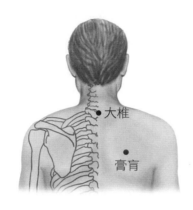

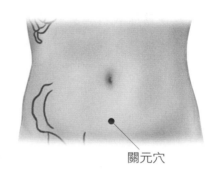

關元穴

　　2.溫通法：取阿是穴（即痛點或肌肉僵硬處）、膏肓、關元。採用艾灸法，每穴灸30分鐘，每日1次。適用於局部組織黏連等症情頑固者，關元穴尤其適用男性頑固患者。

　　3.強通法：取大椎、阿是穴。以拔火罐為主，當拔罐部位皮膚呈現紫紅色或拔到10分鐘時起罐，每日1次。適用於肩周炎兼有風寒濕外感患者。

　　關於治療原理，賀老指出：聽宮為手太陽小腸經上的穴位，主通行十二經，並有祛風散寒的功效。條口穴為足陽明胃經的穴位，足陽明多氣多血，刺激該穴能鼓舞脾胃中焦之氣，從而透達四肢，濡養筋骨，通經脈，利關節，驅除風寒濕邪。暢通膏肓，可治諸虛百損，扶助正氣，又可疏通局部氣血，祛除外邪，有攻補兼施之效，對頑固患者有較好效果。灸關元旨在培補元陽之氣，促進局部血液循環，疏通鬆解黏連板滯的組織。拔罐可驅除外感之邪，疏通經絡，活血祛瘀。三通法綜合治療，能扶正祛邪，通經活絡，溫經散寒，迅速緩解症狀。

【健康回音壁】

　　肩周炎的康復離不開自我功能鍛煉。具體方法如下：

1. **畫圈輪拳**。左右兩隻胳膊畫圈掄動15圈，帶動肩關節的活動。
2. **揪耳郭**。左手揪住右耳郭，右手揪住左耳郭，連續揪15下。
3. **向上聳肩**。兩手叉腰，雙肩上下聳動15下。
4. **展臂**。兩隻胳膊平抬至肩膀高度，上下搧動15下。
5. **舉手**。兩手交叉，反手向上，舉過頭頂，上下左右搖動15下。

🌀 路志正針刺三穴，開、闔、樞同調止肩痛

【大師精華】

余治此症，多針藥並用。取足陽明胃經之足三里，足少陽膽經之陽輔，手太陽小腸經之養老。坐或側臥取穴，前二穴取健側，後者取患側。留針20分鐘，每5分鐘撚針一次，同時令患者活動肩部，幅度由小到大，多能即時取效。

——路志正《路志正醫林集腋》

【國醫釋讀】

路志正教授在治療肩周炎時，多採用針灸和藥物並用的方法。在用針刺療法治療時，他常取健側的足三里穴、陽輔穴和患側的養老穴。

足三里是足陽明胃經的穴位，位於犢鼻穴下3寸，距脛骨前脊1橫指，當脛骨前肌上。取穴時，屈膝90度，由外膝眼向下量4橫指，在腓骨與脛骨之間，由脛骨旁量1橫指處即是。它具有

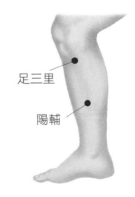

足三里

陽輔

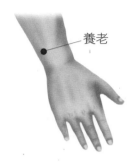

養老

調理脾胃、補中益氣、通經活絡、疏風化濕、扶正祛邪的作用。陽輔穴是足少陽膽經的穴位，位於小腿外側外踝高點上4寸，在腓骨前緣處取穴，具有祛風清熱、疏通經絡的功能。養老穴是手太陽小腸經上的穴位，位於手背小指側手腕上，當尺骨小頭近端橈側凹陷中。

　　有一名女患者在冬天晚上下班後突發左肩疼痛，在第二天上午到路老處治病。這位女患者逢人先抱左肩，唯恐碰撞，稍微動一下就會更痛。她舌淡苔白，脈滑略數，路老診斷為由風寒外襲，氣血滯澀，經脈痹阻所致。於是採用上述方法針刺3穴10分鐘後，患者的痛勢就減輕了很多。

　　為何針刺這三穴能治療肩周炎呢？《靈樞 本臟》上記載：「經脈者，所以行氣血而營陰陽，濡筋骨，利關節者也。」路老指出，太陽經主「開」，陽明經主「闔」，少陽經主「樞」。肩周炎雖然有虛實的區別，但是病機不外乎經脈閉阻，氣血滯澀，中醫講「不通則痛」，因此患者常感覺肩部疼痛難忍。一起針刺健側足陽明經的足三里，足少陽經的陽輔穴及患側手太陽經的養老穴，開、闔、樞同調，以下引上，以左引右，從而達到疏經脈、祛風寒、行氣血、利關節、止痹痛的效果。

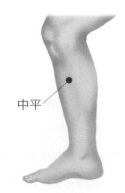

中平

【健康回音壁】

　　治療肩周炎還有一個特殊的穴位——中平穴，又稱肩痛穴。它位於腓骨小頭與外踝連線

的上1/3處，即足三里穴下2寸，偏外1寸。這個穴位是王文遠教授所創立的平衡針灸療法38穴中最有效的穴位之一。在做自我保健時，可採用指壓健側中平穴的方法，同時患側做上舉、後背及環轉等運動。之後，可用雙掌或空拳往返拍打肩部至前臂，並往返掌搓傷肢數遍。最後捏拿肩部數遍後結束。

內服、外擦老鸛草酒，排除肩部活動障礙

【大師精華】

1.**內服老鸛草酒**：老鸛草45克，桂枝、當歸、赤芍、紅花、木瓜、五加皮各30克，鹿角片15克，浸入白酒1公升，1周後服用，每日一次，以酒量定，每次10～30毫升。

2.**外擦老鸛草酒**：桂枝、老鸛草、烏梢蛇、黨參、桑寄生各15克，秦艽、片薑黃各9克，當歸12克，川芎、杜紅花各6克，白酒浸沒藥物，1周後擦拭痛處。

——顏德馨《跟名師學臨床系列叢書：顏德馨》

【國醫釋讀】

老鸛草味苦微辛，多生於路邊、溝旁、山坡上或農村的籬笆邊上。《本草綱目拾遺》記載它具有「祛風，疏經活血，健筋骨，通絡脈」的作用。現代名醫謝利恆先生評價時說「此物治風疾甚效」。顏德馨教授認為，老鸛草配伍諸味多能「筋骨並重」、「剛柔結合」、「辛潤相佐」，肩周炎患者可採取內服、外擦老鸛草酒的方法調治。

　　顏老將肩周炎分為三個階段，每個階段所採用的治病方式也不同。在急性期，肩部會出現大面積疼痛，肩關節活動沒有明顯的功能障礙，此時應內服藥酒；在亞急性期，肩部酸痛逐漸局限和固定，但活動障礙趨於明顯，此時應該採外擦藥酒的方式；在慢性期，肩部重滯疼痛，有嚴重的肩關節功能障礙，肩部肌肉還會出現不同程度的痙攣和失用性萎縮，此時應採取內服和外擦藥酒併用的方式。

　　老年人之所以多發肩周炎，一方面是隨著年歲的增加，肝腎不足引起筋萎不能束骨，筋拘不利關節活動；另一方面是肩關節的退行性改變，引發周圍肌群的改變，二者相互影響，因此在治療時用藥不能偏頗。老鸛草酒的方劑正說明了這一觀點，在通絡的同時不忘記化瘀，在化瘀的同時又兼顧通絡。

【健康回音壁】

　　老鸛草還可用於治療顏面神經麻痺。方法是：用老鸛草一把（鮮草約2～3兩），洗淨後切碎，水煎兩大碗，頭煎熏洗患處，二煎內服。外洗方也可改用外敷方，將一條乾淨的毛巾浸泡藥汁後稍擰乾，以不滴水為度，稍涼後熱敷於患處半小時至兩小時即可。

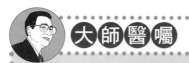

大師醫囑

　　中醫講「三分治，七分養」，關節炎是一個比較頑固的慢性疾病，因此在治療疾病的同時，患者的護理工作顯得更為重要。下面簡單介紹一下路志正教授對痹病患者生活護理方面的建議。

1.居住的環境應當通風、乾燥、向陽，保持空氣新鮮，被褥要乾燥、輕暖，患者不宜在風口處睡覺。

　　2.洗臉洗手宜用溫水，每晚泡腳，熱水要浸及踝關節以上，促使下肢血液通暢。愛出汗的患者，隨時準備乾毛巾擦汗，避免受風。夜間盜汗的患者在服藥的同時，可於睡前用五倍子粉調水後外敷於臍孔內。

　　3.對四肢功能基本喪失而長期臥床的患者，要經常為其更換體位，以免發生褥瘡。兩膝關節及踝關節變形、行走不便者，注意防止跌倒。

　　4.飲食上一般應進食高蛋白、高熱量、易消化的食物，少食辛辣刺激及生冷、滋膩的食物。此外，還可根據患者的舌頭變化來調整飲食。比如，舌苔薄白而潤者為寒，宜食溫熱性的食物，如薑茶、薑糖湯等以助發表祛寒。

第七章 腰痛國醫方，
幫助老人挺起腰桿

 國 醫 坐 診

　　腰痛是指腰部一側或兩側疼痛、酸楚，有的會伴以臀部或腿部疼痛，以致彎腰、轉提功能障礙的一類慢性病症。現在越來越多的老人因為腰痛而就診，據統計，腰痛患者在全國各大醫院的就診數量僅次於感冒，而且，就診人群以老年人居多。可見，腰痛已經成為危害老年人健康的一大頑疾。現代醫學所稱的棘上韌帶損傷、腰肌勞損、腰椎間盤突出症、風濕等皆屬此病範圍。

　　朱良春教授指出「椎間盤突出症的治療關鍵是首先辨明病因、病機，更要辨清病位」。雖然有人認為椎間盤突出症的根本病變在脊柱，而督脈又循行於脊椎中，不過臨床上所見患者繼發的腰腿痛、酸、脹、麻、冷等病變部位，大多發生在足太陽膀胱經上，只有少數病人病變部位在督脈循行部位上。張景嶽曾說：「腰為腎之府，腎與膀胱為表裡，故在經屬太陽，在臟屬腎氣。」因而，將腰部的疾病分為「在臟」和「在經」兩類。有的醫生凡遇到腰痛患者即診斷為腎虛，殊不知許多的腰痛並非單純因腎虛引起，尤其是風寒濕等外邪侵入足太陽膀胱經，致經氣不利、經脈不通。因此椎間盤突出繼發的腰

腿痛、酸、脹、麻、冷大多病位在足太陽膀胱經，尚未涉及臟腑。朱老臨床用藥常選用麻黃、桂枝、川草烏、羌活、北細辛、制附片等溫通太陽經脈之品，常會收到意外療效。他認為只要辨清腰痛在經、在臟，或者「經臟」兼夾，之後再對症用藥，均能收到滿意療效。

賀老單取養老穴，手到病除治腰痛

【大師精華】

單取養老治療腰腿痛，結合一定的補瀉手法，手到病除，立竿見影。

——賀普仁《中國現代百名中醫臨床家叢書：賀普仁》

【國醫釋讀】

我們的祖先在給穴位起名時可謂煞費苦心，養老穴，顧名思義就是專門針對老年人養老用的穴位。養老穴是手太陽小腸經的郄穴，凡是陽經的郄穴，其治療痛症效果都不錯。又因為手太陽經在大椎穴與督脈交會，在睛明穴與足太陽經相交接，督脈貫脊中，足太陽經行於腰的兩側，所以針刺養老穴可使督脈和太陽經的氣血暢通、瘀滯消散而取效。《素問 厥論》：「手太陽厥逆……項不可以顧，腰不可以仰……」因此，針刺養老穴對肢體活動障礙很有效。

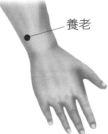

養老

有一位劉姓患者出現腰及下肢放射性疼痛，

如果站立時間在3分鐘以上就會出現上述疼痛麻木，嚴重影響了日常生活。後來到醫院做腰斷層掃描，診斷為腰椎間盤突出症，醫生建議她臥床休息，嚴重時可做手術治療。在休息了三個月後，患者的症狀絲毫沒有緩解，最後被急救中心送到了賀普仁教授所在的特需門診。賀老治療時就用到了養老穴，採用了龍虎交戰補瀉手法，簡而言之，即左撚九而右撚六的操作手法。所謂的龍，是指補的作用；所謂虎，指的是瀉的作用。龍虎交戰法即補瀉交替施用的一種手法，手三陽、足三陰及任脈先撚針左轉九數，行補法；然後又撚針右轉六數，行瀉法。如果是手三陰、足三陽與督脈上的穴位，操作手法與上面相反，先右轉而後向左。

賀老一邊針刺養老穴，一邊叮囑患者活動腰部，在行針的過程中患者的疼痛感就有了明顯減輕，一個小時後，患者沒有繼續發作疼痛，自己走出了診療室。

那麼，養老穴的位置在哪兒呢？它在前臂背面尺側，當尺骨小頭近端橈側凹緣處。找穴時可伸開手掌，掌心朝下，這時大家會發現在手腕的小指指側處有一塊凸起的骨頭，另一隻手的食指從下方繞過來點在這塊骨頭上，把手轉過來向上，食指就會跑到一條縫裡去，這個骨頭旁邊的縫兒就是養老穴。

【健康回音壁】

養老穴是手太陽小腸經的穴位，中醫認為小腸經的經氣在養老穴處化為純陽之氣，因此適當地刺激養老穴對老花眼、失眠健忘、消化不良、肘臂酸痛等其他因氣血不足引起的病症都有不錯的功效。大家可用自我按摩的方式進行養生保健，方法是用食指的指尖垂直按揉，

力度以穴位處有酸脹感為宜，每次左右兩穴位各揉按2～3分鐘，每天早、中、晚各揉按一次。

寒濕腰痛，程氏穴位治療法

【大師精華】

取督脈、足太陽經穴為主。以行氣止痛，舒筋活絡。寒濕，針灸並用。

處方：腎俞、腰陽關、委中。

隨症配穴：寒濕，大腸俞、關元俞。

——程莘農《中國針灸學》

【國醫釋讀】

寒濕腰痛屬於腰痛的一種，又稱為濕冷腰痛，由寒濕傷腎所致。《素問 六元正紀大論》記載：「感於寒，則病人關節禁固，腰椎痛，寒濕推於氣交而為病也。」《醫學入門》也有相關論述，文中說：「久外卑濕，雨露浸淫，為濕所著，腰重如石，冷如水，喜熱物熨。」

可以說腰痛幾乎是每個老人都會遇到的症狀，引起腰痛的病因也較為複雜。對於寒濕所致的腰痛，程莘農教授治療時常會艾灸腎俞穴，同時針刺腰陽關、委中、大腸俞、關元俞。

中醫學認為，腰為腎之府，也就是說人體的腰部與腎臟密切相關。如果腰部的氣血充足則能補益腎氣；反之，腰部的氣血運行不

暢，就會影響腎臟的功能。腎俞穴屬於足太陽膀胱經，位於人體腰部第二腰椎棘突下水準，脊柱正中線旁開1.5寸處。此穴是臟腑氣血的會聚之處，具有補腎益氣、強腰健骨的作用，適當刺激可有效緩解疼痛等症狀，適用於急性腰扭傷、腰膝酸軟、腰椎間盤突出等症。

腰陽關是一個專門治療腰部疾病的穴位，它位於腰部，在背後正中線，第4腰椎棘突下凹陷處。中醫將人體的頸、胸、腰椎分為三關，分別為風寒關、氣血關和寒冷關，腰陽關穴正好處於第4腰椎，屬於寒冷關的中間地帶，這裡又是陽氣通行的關隘。刺激此穴可讓陽氣順行而上，緩解後背發涼、腰扭傷等症。

委中穴在腿部的膕窩處，它屬於膀胱經，如果此處的氣血不通，就會導致人的陽氣不足，腰背部就會產生疾病。中醫針灸的口訣中，有一句叫做「腰背委中求」，就是說當你感到腰痛時，可用委中穴來治療。刺激委中穴，能夠振奮整個膀胱經的活力，對腰肌勞損、腰椎間盤突出等腰部疾病有不錯的療效。

大腸俞穴位於身體腰部第4腰椎棘突下，左右旁開1.5寸即是。大腸俞穴的下方布有第三腰神經後支，深層為腰叢，發出神經幹及其分支分佈於下腹部、臀部及下肢的肌肉和皮膚，因此，深刺大腸俞可以讓針感直達病所，從而疏通經絡氣血，恢復腰部功能。

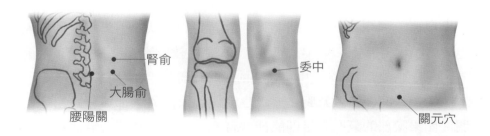

腎俞

大腸俞

腰陽關

委中

關元穴

關元俞位於第5腰椎棘突下，旁開1.5寸，它與大腸俞一起應用，有祛風散寒、通經止痛的功效。

【健康回音壁】

委中穴在膕窩的位置，平時拍打膕窩也能緩解腰痛，可以祛除膀胱經上的淤阻，緩解病痛，並有補腎的作用。方法是，坐在椅子上，雙手拍打雙膕窩，重點穴位是委中、委陽、合陽，每日堅持1次，每次兩條腿各拍打150下，直到皮膚潮紅即可。也可趴在床上，讓家人幫助拍打按摩，如果覺得手掌力度不夠，可以借助輔助工具，如桿麵杖，輕輕滾打膕窩部。

練練腰部體操，恢復你的腰功能

【大師精華】

五禽戲、八段錦、太極拳以及活動腰部的舞蹈，均可配合應用。下述腰部體操的針對性強，有利於腰功能恢復，可選此操進行重點鍛煉。

——郭子光《郭子光養生新論》

【國醫釋讀】

生命在於運動，堅持一些力所能及的運動不僅可增進健康，還能輔助治療疾病。郭子光教授針對腰痛患者推薦了一套腰部體操，可通過有針對性的鍛煉促進肢體功能的恢復。這種功能鍛煉在古代稱為導引，早在《黃帝內經》中就有相關記載。張介賓在《類經》注解

中說：「導引，謂搖筋骨，動肢節，以行氣血也。」張隱庵的注解認為：「氣血之不能疏通者，宜按矯導引。」這些都說明，功能鍛煉的方法在秦漢之前就被用於治療了。

郭老介紹這套治療腰痛的體操，一共分三個動作，分述如下：

1.風擺荷葉法

預備姿勢：兩足分開，比肩稍寬，兩手叉腰，拇指在前，四指在後。

動作：腰部自左向前、右、後做迴旋動作；腰部自右向前、左、後做迴旋動作。上身伸直，四指托護腰部，不要用勁，兩腿的膝部勿屈。腰部迴旋的圈子要逐漸增大，腰部儘量向前、後側彎曲旋轉。

作用：有疏通氣血的作用，能加強肌肉韌帶等軟組織，防治脊椎等退行性變化和軟組織勞損引起的腰痛。

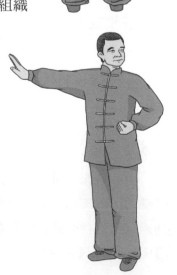

2.仙人推碑法

預備姿勢：兩腳開立比肩稍寬，兩臂自然下垂。

動作：向左轉身，同時左手握拳收於腰間，右手立掌向正前方推出，臂與肩平，頭向左轉，眼看向左後方；向右轉身，左拳變立掌，並向正前方推出，臂與肩平，同時右掌變拳，收回到腰部，頭向右轉，目視右後方。在推掌時動作宜

緩慢，手腕稍用力，臂部不要僵硬，推掌時吸氣，手掌收回時呼氣；轉體時頭頸與腰部同時動，兩腿不動，推掌與腰部握拳的速度保持一致。

作用：鍛煉腰背肌，防治腰腿痛，有利於腰背部經絡的活動，可用於腰部酸痛及腰部損傷的康復調養。

3.雙手攀足法

預備姿勢：兩腳開立比肩稍寬，兩手置於腹前，掌心向下。

動作：俯身彎腰，手掌向下按，儘量著地；還原成預備姿勢，兩腿伸直，膝關節勿屈。需要注意的是彎腰的角度因人而異，不可強求。

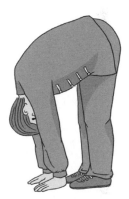

作用：強腎固腰，適用於腰部酸痛的調養。

【健康回音壁】

人到老年，因為腎氣不足，骨、關節和韌帶都發生了退行性的萎縮，椎間盤組織及各種韌帶的彈性變小了，加上關節附近出現了骨質增生，影響到老人腰部的活動度和負重能力，很容易出現「閃腰」的情況。為避免大家在鍛煉體操防治腰痛時出現「閃腰」的情況，這裡為大家介紹一種護腰鍛煉，簡而言之就是抱膝而坐，雖然這個方法看似簡單，卻可以鍛煉到腰部。具體方法是，兩隻腳的大拇趾相互重疊，屈膝抱腿而坐，這樣可自然地拉伸脊背，放鬆脊椎關節及肌肉韌帶。平時，年長者可在晚上臨睡前或早晨起床後，保持抱膝而坐的方式2～3分鐘。

急性腰痛，拔罐療法幫你迅速止痛

【大師精華】

疼痛位置偏上者，在背部的對應位置拔罐（對應點在罐內靠近上沿）；疼痛位置較低者，直接在下腹部痛點處拔罐。

——鄧鐵濤《鄧鐵濤審定中醫簡便廉驗治法》

【國醫釋讀】

有的人腰痛出現得很突然，擦了活絡油不但沒緩解，反而越來越痛。像這種急性腰痛很有可能是腎絞痛。腎絞痛又稱為腎、輸尿管絞痛，通常因為尿道結石令腎盂、輸尿管平滑肌發生痙攣或管腔的畸形部分梗阻而發生陣發性劇痛，屬於中醫「腰痛」、「淋症」、「轉筋痛」的範疇。這種疼痛發生時非常突然，而且疼痛劇烈，痛感一般從患側腰部開始沿著輸尿管向下腹部、腹股溝、大腿內側、睪丸放射，有時幾分鐘就停止，有時卻持續數十分鐘甚至數小時不等。腎絞痛並非一種獨立的疾病，而是一種症狀，通常做超音波都能確診。

對於這種腰痛，大家可用鄧鐵濤教授介紹的拔罐法進行緊急處理。在疼痛處的背部拔罐，能令皮膚因被吸拔而隆起，局部充血，毛細血管擴張，汗毛孔打開，腠理開泄，使體內病邪從皮膚毛孔細處排出體外，並因其溫熱的作用，得以驅散寒邪，通絡止痛。如果家中沒有正規火罐，臨時也可用杯子等代替，止痛的效果比較好。這種方法簡便易行，適合大家在家中操作。止痛後，應該儘快去醫院做細緻的檢查，及早治療。

【健康回音壁】

結石比較大的患者，可到醫院的泌尿專科進行體外碎石、微創碎石或手術切開等方式治療。患者平時應該注意保證充分飲水，以每日排尿量超過2000毫升為宜，最好飲用含礦物質少的磁化水；此外，泌尿結石與飲食關係非常密切。患有泌尿結石的男性，應該結合自己的尿沉渣檢查和過去排出結石的成分分析，制訂自己的食療方案。比如，含鈣類結石者要避免過多食用高鈣食物，如牛奶及鈣乳類食品；草酸鈣結石者要少食富含草酸鈣的食物，如菠菜、番茄、芹菜等。

附子羊肉湯——溫經補虛，治療腰脊損傷

【大師精華】

腰脊損傷日久，留瘀為患，長期腰骶墜脹，綿綿而痛者，此屬虛瘀夾雜，用附子配羊肉各適量加油、鹽煎服，既能溫經通行，又能益氣養血，其效可期。

——班秀文《班秀文臨床經驗輯要》

【國醫釋讀】

因為附子辛熱有毒，是純陽之品，臨床上，很多醫生少用或慎用，甚或忌用附子。有的人雖然在治病過程中偶然應用，但也多側重於扶陽而忽視了附子的其他作用，不能很好地發揮附子的功用。班秀文教授指出，之所以出現這樣的情況，是因為大家沒能很好地理解附子的性能。他很推崇《增批本草備要》對附子的論述：「辛甘有毒，

大熱純陽，其性浮而不沉，其用走而不守，通行十二經，無所不至，能引補氣藥，以複散失之元陽；引補血藥，以滋下足之真陰；引發散藥，開腠理，以逐在表之風寒；引溫暖藥達下焦，以祛在裡之寒濕，治三陰傷寒。」這段話對附子的性能作了全面的概括，班老認為這樣的闡述切要而中肯。

對於附子的運用，班老既著眼於「回陽救逆」，更注意其「溫經通行」的功能。臨床上，他常用到附子的六種功能：溫通血脈、溫散祛瘀、補血通脈、溫經止痛、溫腎健脾、溫經補虛。其中對於腰脊損傷日久屬於虛瘀夾雜的患者，班老建議可用附子配羊肉加油鹽後煎服。這裡就用到了附子溫經補虛的功效。

《本草備要》記載附子「補腎命火，逐風寒濕」，《日用本草》說它可「治腰膝羸弱，壯筋骨，厚腸胃」。羊肉歷來被當做冬季進補的重要食物，它可益氣補血，促進血液循環，還有補腎壯陽的功能。二者共同作用，能使藥物快速直達病變部位，使局部經脈通暢，氣血調和，驅散風寒濕邪，填精益髓，從而使腰痛等症狀消失，達治療目的。

【健康回音壁】

雖然附子是一味很好的陽藥，但臨床上也要辨症準確才能使用，如有咽乾、發熱、脈數、苔黃、舌紅等熱象，則不宜食用附子羊肉湯。

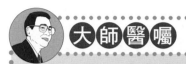

大師醫囑

　　腰痛患者平時可進行一些力所能及的康復鍛煉。郭子光教授推薦了幾種方法，比如大家可取短時熱水半身浴，或者結合浴中按摩、溫泉沙療。局部還可施行熱療、泥療、磁療、蒸氣療等，可因便選用，都有不錯效果。對於單純性腰痛，還可以採取局部和近處穴位按摩、拍打等手法。腰肌勞損患者平時要注意腰部的保暖，避免長時間從事彎腰負重工作。

第八章 老年癡呆國醫方，恢復您的精氣神

 國醫坐診

老年癡呆是一種持續性高級神經功能活動障礙，患者的平均生存期為5.5年，成為繼心血管病、腦血管病和癌症之後，老人健康的「第四大殺手」。一般來說，老年癡呆病人的日常生活能力會逐漸下降，他們不認識配偶、子女，穿衣、吃飯、大小便均不能自理，有的還有幻聽、幻覺，給自己和周圍的人帶來無盡的痛苦和煩惱。

老年癡呆臨床上主要有兩類，一為老年性癡呆，一為血管性癡呆，而以前者居多。兩者之病理進程雖有不同，但其結局都為腦細胞萎縮。經過多年的臨床觀察與研究，朱良春教授指出，老年癡呆的病因病機為「腎虛為本，血瘀為標，虛實夾雜，本虛標實」。由此，他提出了「益腎化瘀法」，並將其作為治療老年期癡呆的主要法則，在臨床上收到了很好的療效。首先是補腎，朱老通常選用枸杞子、地黃、白芍、桑寄生、仙靈脾、益智仁、人參、山萸肉、何首烏、山藥、菟絲子等藥物；其次為化瘀，朱老多選用地龍、丹參、赤芍、桃仁、紅花、膽南星、遠志、菊花、龍牡、棗、柏仁等藥物。

顏德馨教授認為老年性癡呆與瘀血直接相關，原因在於老年人長

期受到七情的干擾，或者因為思慮不遂，或者悲喜交集，或者惱怒驚恐，都會損傷心脾肝腦，導致臟腑功能的失調和陰陽失衡，進而影響到氣血運行，氣血瘀滯，蒙蔽清竅，神志異常而引發癡呆。從臨床上看，老年性癡呆以腦血管性癡呆較為多見，這也給瘀血學說以有力的支持。

老年癡呆患者到了末期多會出現陽氣虛衰，正氣大虧的狀況，表現為終日臥床不動，表情淡漠，與周圍環境已無正常接觸，無法進行交流，動作明顯減少，或有肢體痙攣，兩便失禁，舌質多偏淡紫。此時，顏老認為「當以扶陽為主，以冀延長壽命，提高生存品質」。

腿要勤快，大腦才有足夠的血供應

【大師精華】

下肢無力少動可導致大腦慢性缺血缺氧，所以堅持走路和用熱水泡腳，按摩湧泉穴（腳心偏上的凹陷處）和足三里穴（外膝眼下3寸），可以改善大腦供血。

——陸廣莘《中醫學之道：陸廣莘論醫集》

【國醫釋讀】

造成老年癡呆的原因很多，只要影響到大腦血液供應，造成大腦慢性、長時間的缺血缺氧，就可能導致癡呆症的發生。俗話說「人老腿先老」，陸廣莘教授介紹說，人的下肢無力容易引起大腦供血不足，由此引起老年癡呆症。

　　雖然直立行走被視作人類出現的標誌之一，但從健康的角度來看，直立有一定的弊端。因為當人四肢著地時，血液的循環是橫向的，從心臟流到頭部的血比較順暢，大腦供血充足。而站立時，血液循環變成豎向逆流，血流運行除了要克服血管的內在阻力，還受到重力作用的影響，血液分配就可能不均勻。尤其是人年紀大了容易發生駝背等現象，脊椎之間出現了壓迫，從心臟供應到大腦的血就不能順暢了。心臟流出的血液是下行的，只有人的雙腿有足夠的壓力，才能將心臟的血液「泵」上去。否則大腦缺血、缺氧了，老年癡呆就會提前而至。

　　怎樣讓老人的雙腿變得強壯有力呢？陸老認為，在具體鍛鍊時應該選擇最簡單易行的方法，少借助工具的作用，其中，走路和泡腳就是不錯的方法。有的子女太孝順了，總是希望自己的父母能多坐著、歇著，其實越是如此身體退化得越快，老人要儘量地動一動才能延緩衰老。此外，按摩湧泉穴和足三里穴也可在一定程度上改善大腦缺血的情況。

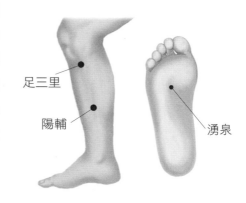

足三里

陽輔

湧泉

【健康回音壁】

　　我們由於長期直立行走，脊椎也是向上豎立的，每一節都受到重力壓迫，再加之平時不注意身體姿勢，脊椎很容易扭曲而壓迫神經，出現各種疾病。但是，一旦我們雙手著地，脊椎就被放平了，壓力也就減小了。尤其是當我們一步步往前爬行的時候，放平的脊椎就會像

輕微的波浪一樣變化，既能調整修復脊椎，又能調節血液循環。

怎麼爬行呢？方法一：雙手雙腳著地，眼睛看著前方，匍匐向前爬行；也可以跪在地上，雙手或雙肘著地，向前爬行。方法二：左手與右手、左腳與右腳輪流交叉伏地而行，也就說手腳著地，但是身體懸空，先左手、左腳向前，右手、右腳隨後跟上。

剛開始練習時，速度可慢一些，經過一段時間鍛煉後，速度可加快。持續時間由距離決定，少則2～3分鐘，多至30分鐘。練習的場地可選在地板上，在超市買些泡棉地墊鋪在地板上，防止損傷，如果還是感覺不舒服可戴上手套、護膝。

朱良春善用健腦散，恢復老人的腦功能

【大師精華】

我在70年代初曾制訂「健腦散」，原為腦震盪後遺症而設，因其具有健腦補腎、益氣化瘀之功，後移治老年癡呆症，亦奏佳效。

處方：紅人參15克，地鱉蟲、當歸、枸杞各20克，制馬錢子、川芎各15克，地龍、制乳香、沒藥、炙全蠍各12克，紫河車、雞內金各24克，血竭、甘草各9克。上藥研極細末，每早晚各服4.5克，開水送服，可連續服2～3月。

——朱良春《碥石集（七）》

【國醫釋讀】

老年癡呆的發生、發展是一個緩慢過程，早期症狀不明顯，常誤

認為是一些老年人難免出現的生理現象，直至症狀很明顯了才就醫確診，在一定程度上延誤了治療。早發現、早治病、早診斷、早干預是防治老年癡呆的良好舉措。一旦發現老人出現工作興趣和效率減退、近期記憶力障礙、容易分心、經常忘記正在做的事情、常在熟悉的地方迷路、有時晝夜不分等現象，就要警惕是否患上了老年性癡呆症。

朱良春教授在治療老年癡呆症時，以「益腎化瘀法」為主要法則。他指出，老年人多腎虛，腎虛則髓海不足，臟腑功能失調，氣滯血瘀於腦，或痰瘀交阻於腦竅，腦失所養，導致智慧活動障礙。老年期癡呆的病因病機，以腎虛為本，血瘀為表，虛實夾雜，本虛表實。因此，要從益腎化瘀的角度來治療。

「健腦散」是朱老在治療老年期癡呆時的一個常用方劑，這原是他治療腦震盪後遺症時的方劑，後來用於老年期癡呆的治療，頗有療效。老年期癡呆多呈現「虛中夾實」之症，因其虛，必須大補氣血，滋養肝腎；因其實，氣血瘀滯，又需要化瘀活血。方劑中的紅人參、枸杞、紫河車、當歸有養血益氣、滋補肝腎功效，精血旺，則髓海充；地鱉蟲、地龍、制乳香，沒藥、炙全蠍、雞內金、血竭則可化瘀通絡，療傷定痛；馬錢子制後毒即大減，善於通絡止痛，消腫散結，尤有強壯神經之功，對此病的恢復有促進的作用；川芎既能行氣活血，又能載藥直達病所。整個方劑攻補兼施，標本結合，因此奏效較佳。

朱老指出，馬錢子有劇毒，其炮製正確與否對療效很有影響。一般以水浸去毛，曬乾，放在麻油中炸。若油炸時間太短，則呈白色，服後易引起嘔吐等中毒反應；油炸時間過長，則發黑炭化，以致失效。因此在炮製中，可取一枚用刀切開，以裡面呈紫紅色最為合度。

【健康回音壁】

　　治療老年癡呆，關鍵是要早發現、早治療，老人如果出現以下四種情況，很有可能已經得了老年癡呆症，或是正在老年癡呆症的邊緣，應及時到醫院核查，並多加注意。

　　1.乘車困難：經常出現下錯站，坐反方向，或者是沒到目的地時提前下車。

　　2.打電話困難：打電話時一定要把號碼抄在紙上一個個讀字按，而不能將一串號碼背記下來。

　　3.不能按時按量吃藥：無論是吃藥的時間還是藥量，都需要別人提醒和幫助。

　　4.理財出現障礙：比如去菜市場買菜，只能記得買了些什麼菜，但具體的金額總是說不出來，只能約莫說出一共花了多少錢。

　　除此之外，家人還應注意，即使老人確診有老年癡呆，也不能當著老人的面提起，以免傷害老人的自尊心，引起他們的自卑感，對治療康復不利。

醒腦復聰湯——李輔仁治療老年癡呆獨家秘方

【大師精華】

　　老年性癡呆是由於肝腎虛損，久之髓海不足，腦失濡養以致神志呆滯，腦力不足；肝腎精虧，水不涵木則肝陽上亢，肝風內動則出現眩暈，手顫或肢顫，失眠或嗜睡；心主神明，腦力不足，思維衰退，而見神呆，表情淡漠。「醒腦復聰湯」治療老年性癡呆、巴金森氏綜

合症及震顫麻痺等症均有良效。

——李輔仁《李輔仁治療老年病經驗》

【國醫釋讀】

李輔仁教授對老年性癡呆很有研究，他認為本病的根源在於肝腎虛損，肝腎虛損造成髓海不足，進而腦失濡養以致神志呆滯，腦力不足。他指出：「肝腎精虧，水不涵木則肝陽上亢，肝風內動則出現眩暈、手顫或肢顫、失眠或嗜睡；心主神明，腦力不足，思維衰退，而見神呆，表情淡漠。」李老根據自己多年的臨床經驗，研製出一則專治老年癡呆的驗方，臨床效果極為顯著。

李老曾接診了一位男性癡呆患者，該患者當年已經81歲，就診時神情呆滯，言語不清，煩躁不安，下肢無力行走，走小碎步，大便不通，均由家屬訴症狀，並挽扶行走；手抖顫，舌質暗苦厚膩，脈弦滑。腦電圖檢查可見彌漫性節律紊亂，兩半球散見漫波；瞳孔對光反應遲鈍，皮膚見老年斑。李老投以醒腦復聰湯治療，處方為：當歸、炒遠志、桑甚子、天麻、茺蔚子、菖蒲、川芎、菊花、鉤藤（後下）各10克，白蒺藜15克，制首烏、炒棗仁各20克，珍珠母（先煎）、瓜蔞、肉蓯蓉各30克。

二診：連服21劑醒腦復聰湯後就診，精神漸復，並能主動訴說病情，能正確回答醫者問話，手不抖顫，大便通暢，舌膩減退，脈弦細，夜間口乾，原方加元參15克，減去肉蓯蓉，連服14劑。

三診：每天家人陪同，不用挽扶，自行慢走散步一千步，面有笑容，主動請家人讀報，關心周圍事情，納食覺香，心情愉快，夜寐安寧，病向好處有轉機。原方配製成丸藥，每次1丸，溫開水送服，以緩

圖功效。

　　李老的醒腦復聰湯治療老年性癡呆確有良效。李老解釋說，本方以滋補肝腎、填精健腦為主，以治其本源，佐平肝活血，醒腦開竅以治其標，標本兼治，使其肝腎得養，腦髓充，精神恢復。

【健康回音壁】

　　老年人也可通過一些輕柔和緩的運動，如散步、慢跑、打太極等方式來延緩大腦衰老及防治老年癡呆症。在飲食上，老年人應多吃含不飽和脂肪酸及微量元素的食物，如核桃、芝麻、松子、瓜子、杏仁等，這些食物能夠延緩人體器官的老化速度，同時也含有大量人體需要的營養，有助於預防老年癡呆症。

人老多動腦，延緩大腦衰老

【大師精華】

　　腦子要多動，越用越靈，不要退休後就養老，生活過度勞累或休閒都是養生的大忌。

——張學文《生命時報》

【國醫釋讀】

　　張學文教授指出，養生的關鍵在於動腦，尤其對於已經退休的老年人來說，更要多找機會動一動腦。而現代醫學也早已證明，生命在於腦運動，人的衰老首先是從大腦開始的。有關研究表明，如果能堅

持腦部運動,即多用腦,可延緩大腦的衰老,延長大腦細胞的壽命。經常用腦的人到了六、七十歲,思維仍像中年那樣靈敏;反之,那些中年時就不願意動腦子的人,大腦會加速老化。

有關專家曾做過這樣一個實驗,他們將75位年齡在80歲以上的老人分為三組:天生勤於思考組、思維遲鈍組和受監督組。實驗結果顯示,天生勤思考組的血壓、記憶力和壽命都達到最佳指標。3年後,勤於思考組的老人都健在,思維遲鈍組死亡率為12.5%,受人監督組則有37.5%的人走上黃泉路。由此可見,有所追求是人們健康長壽的重要因素,特別是老年人,不能飽食終日,無所用心。

用進廢退,人的大腦就好比機器一樣需要不時地運轉,雖然運轉會使機器出現磨損,但一旦停止運動就容易故障。老年人經常進行腦力勞動,如讀書、看報、寫字、繪畫、下棋、打牌等,可有效延緩大腦的衰老,防治老年癡呆,同時又能使晚年生活更加充實和豐富多彩。

【健康回音壁】

老人除了多動腦來預防大腦衰老外,還要多動手。因為手上集中了許多與健康有密切關係的穴位,適當地刺激這些經絡穴位,有助於保持大腦靈活,使大腦皮層得到刺激,保持神經系統活力。對於老人而言,轉核桃就是一個不錯的方法,通過活動十指達到健腦強身的目的。挑選核桃時要注意選擇紋路清晰的,紋路越深越好,這樣在手裡一握一鬆,更能刺激到手掌上的穴位。

心火內熾引起老年癡呆，可用古方黃連解毒湯

【大師精華】

癡呆患者症見妄思離奇、幻視幻聽、動而多怒、躁狂打罵，喧擾不寧，便乾尿黃，面紅目赤，舌紅苔黃，脈弦滑，辨症屬於心火內熾、蒙蔽清竅者，可應用古方黃連解毒湯以清心開竅。

——顏德馨《顏德馨中醫心腦病診治精粹》

【國醫釋讀】

老年性癡呆通常發生在60歲以上的老年人中，年齡越大，患病的可能性就越大。老年性癡呆的早期徵兆主要是患者有持續性健忘（短期遺忘為主），隨著病情的進展，患者的記憶力越來越差，患者的語言、定向、理解、識別能力都逐漸退化，並出現神經行為異常。不少癡呆患者以胡思亂想、幻視幻聽、動不動就發怒、喧鬧不安寧為主要表現，正像《醫學衷中參西錄》中記載的「大抵此病初起，先微露癲意，繼則發狂，狂久不癒，又漸成癲」。因此，顏德馨教授認為因心火內熾，蒙蔽清竅所致的老年癡呆，可借鑒傳統中醫「癲狂」理論進行辨治。一些清心開竅的古方對改善老年癡呆患者的認知功能障礙也有一定的效果，黃連解毒湯就是這樣一種清心開竅之劑。

黃連解毒湯出自唐代王燾的《外台秘要》，由黃連3克，黃芩、黃蘗、梔子各9克組成，將這些藥切成粗末，水煎服，每日一劑，分兩次服用。黃連解毒湯是瀉火解毒的基本方，主治一切實熱火毒、三焦熱盛之症。顏老認為，本方有清心開竅之功，可用於心火內熾引起的老年癡呆症。日本也報導黃連解毒湯對阿茲海默型癡呆患者腦血流量

有改善作用，近年也有學者對黃連解毒湯的促智作用進行研究，認為它之所以可提高人的學習記憶功能，可能與其抗自由基的損害作用有關。

醫者具體應用時，可根據患者的其他症狀辨症加入其他藥物。比如，情緒激動伴見大便秘結者，加生大黃、芒硝通腑瀉熱；心煩不寐，手足心熱者，加生地、百合、知母養陰清熱；動而多怒、打人毀物者，合龍膽瀉肝湯出入以清心肝之火；悶悶不樂，胸脅悶脹者，加柴胡、鬱金、丹皮、薄荷解鬱清熱。

【健康回音壁】

預防老年癡呆並不難，只要在日常生活中多做一些穴位按摩，平時注意飲食，就能收到很好的效果。穴位按摩主要有以下三種方法：

1.頭面推拿。 按摩時以雙手揉臉、用手指梳頭、用巴掌拍後頸及輕摩前額等，都可收到較好效果。

2.五官按摩。 利用雙手的拇指或食指，擠壓或點按五官上的迎香等穴位，促進面部血液循環，刺激腦神經。

3.腧穴點按。 主要是刺激全身的數個大穴，包括百會、太陽、內關、合谷、足三里、三陰交及湧泉等穴位。

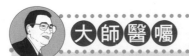
大師醫囑

　　血管性癡呆在老年癡呆患者中較為常見，對於本病的治療，陸廣莘教授主張要放眼於老齡生理衰老這個根本背景，堅持「病人為本，醫工為標；上工守神，粗工守形」的原則，充

分尊重病人自身的調節能力，這樣才能收到良好的治療效果。具體來說，他為患者自我調節提出了以下幾點建議：

1.人老先老腿，下肢無力少動導致大腦慢性缺血缺氧，應堅持走路和用熱水泡足，按摩湧泉穴和足三里穴，可改善大供腦血。

2.氣功和太極拳鍛煉，意守丹田和腹式呼吸，可改善大腦血流供求矛盾。

3.有高血壓和心律失常者，要注意避免低血糖，按摩內關與腹式呼吸偕同，可以改善心律和血壓調節。

4.少吃多餐、細嚼慢嚥，可降低血脂和血糖，延遲唾液分泌的退化，也有助於延緩衰老。

5.為了促進兩側腦半球功能協調，培養音樂、繪畫和舞蹈等藝術興趣，調動形象思維。

6.樂天知命，培養正性思維和正性情緒。

7.有高血壓、高血糖者，寧可稍高些也不要壓得過低。一切降低功能代謝的藥物都不要長期服用，抗凝劑和活血化瘀藥不要堆砌和久用，以免外源性抑制導致內源性激發作用，反而促使血栓形成。

8.減少靜脈滴注，以避免微栓子造成梗死。

9.醫食同源和藥食同源，把醫藥與食物養生齊觀，作為養生因素，不只是直接補充營養。

第九章 消化不良國醫方， 讓老人個個胃口好

國醫坐診

消化不良是指任何原因引起的機械性或者化學性消化障礙，以上腹不適、疼痛、食欲不振、噯氣（打嗝）、噁心、嘔吐等為主要症狀。本病主要分為功能性消化不良和器質性消化不良。功能性消化不良屬中醫的「脘痞」、「胃痛」、「嘈雜」等範疇，其病在胃，涉及肝、脾等臟器，辨症後予以健脾和胃、疏肝理氣、消食導滯等法治療。

老人由於其本身氣血不足、陰液易虧的生理特點，容易引起脾胃疾病，出現消化不良等症。如果脾胃運化不利，容易引起食滯而導致胃病的發作或加重，因此徐景藩教授在治療胃病時常根據患者的不同症狀用一些消滯藥物，並注意飲食的溫度、質與量，以利於疾病的防治，比如，炙雞內金、焦神曲、山楂、麥芽等。老人由於中陽不足，飲食稍冷或過多進食生冷食物，就會影響到脾胃的消化，如果因生冷所傷，可佐用溫胃藥物如肉桂、公丁香或良薑，藥量不必過大；脾胃氣虛而兼食滯者，配用炒白朮；胃陰不足而兼食滯者，佐以白芍、烏梅；如果是因為過食甜食而致消化不良者，可用佩蘭、炮薑、橘皮；因豆製品積滯不消，可暫用萊菔子以消之；因乳製品所傷者，可重用

山楂。

李輔仁教授善治老年病，他認為老年人的脾胃運化功能減弱，因此在治病的時候要掌握脾主升、胃主降，另外升清降濁還要依賴四旁的配合，肝膽同脾胃相互為用、協調平衡後，脾胃就不會生病。因此對於老年胃病，李老治療時以「通」為主，由於六腑以通為用，又離不開肝的疏泄，因此以疏肝和胃為大法。久病痛有定處者，可加活血化瘀藥物，但用量不宜過大。

老人術後傷及脾胃引起的消化不良、大便溏軟、脈細無力、舌質淡紅苔薄或者出現黃膩苔，屬於老人中氣下陷、升降失調的病症，李老治療時以益氣升陽法為主。如果舌質或紅或絳，堅斂蒼老、粗糙則屬於熱症，要用益氣健脾、和胃化濕之法。平時，李老也慣用一貫煎治療老年因胃陽不足、肝腎虛損的胃病，對萎縮性胃炎的效果不錯。

消化不好老打嗝，壓耳穴加橘皮竹茹湯

【大師精華】

1.初起呃逆

取穴：耳穴中膈位置。

操作：以食指指甲按壓單側或雙側，持續1分鐘，對呃逆初起者效果尤其明顯。

2.頑固性呃逆

方藥：橘皮、竹茹各12克，生薑9克，甘草6克，人參3克（或黨參10克），大棗5枚。

用法：以水1000ml煎取300ml，溫服150ml，日二服。

適用症：屬胃中虛熱、胃氣上逆者。

——鄧鐵濤《鄧鐵濤審定中醫簡便廉驗治法》

【國醫釋讀】

中醫認為，呃逆是指胃氣上逆，呃呃有聲，不能自制的一種病症，通俗地說就是打嗝。吃完飯打個飽嗝，會給人帶來酒足飯飽的幸福感，一般來說，打嗝沒有什麼實際功能，只是一種生理反應。胃不好的人在餓了或吃飽飯時常會打嗝，大部分人的偶爾打嗝，很快就會停止，但是也有人會經常打個不停，這時就必須施以治療了。

鄧鐵濤教授的經驗是，如果初起呃逆，可以通過按壓耳朵上膈的反射區來緩解。中醫學認為「耳者，宗脈所聚也」。十二經脈直接或間接上達於耳，臟腑病變可通過耳穴來診治。呃逆是腹部橫膈肌痙攣所致的現象，而按摩耳朵上的膈神經可降低迷走神經的興奮性，使痙攣的膈肌放鬆。操作時，也可借用火柴棒或棉花棒等工具按壓，壓力由輕到重，持續一分鐘，同時患者本人保持有節奏地深吸氣後屏住呼吸。

如果呃逆持續發作或反復發作，具有明顯的兼見症狀，或出現在其他急、慢性疾病過程中，則屬於病理反應。鄧老指出，這種呃逆需要在辨別徵候的寒熱虛實後，用藥物治療。對於胃中虛熱、胃氣上逆者，橘皮竹茹湯有不錯的療效。

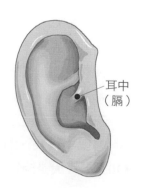

耳中
（膈）

橘皮竹茹湯源載於張仲景《金匱要略》，

原文為：「噦逆者，橘皮竹茹湯主之。」因其為氣虛，故呃逆時斷時續，呃聲不高；因其胃熱，故咽乾舌紅，脈象虛數。方中的橘皮辛苦性溫，能散逆氣；竹茹甘寒，能清熱降逆；二藥相伍，清熱安胃，降逆止呃，合為君藥；生薑辛溫，與竹茹配伍可加強降逆止呃之力。人參、甘草、大棗扶其胃氣。諸藥合用，寒溫相濟，補而不滯，共奏益氣清熱、和胃降逆之功。

【健康回音壁】

老年人如果持續打嗝，伴有肢體活動無力、言語不清，甚至神志不清等症狀，特別是患有基礎疾病（如高血壓、高血脂、冠心病、動脈硬化等），要預防中風，應迅速求醫。

中風之所以會出現打嗝的症狀，原因在於：一方面是由於中風後，顱內病變直接或間接影響呼吸中樞、腦幹迷走神經核，調控呼吸心跳的延腦血管發生阻塞，自主神經功能紊亂，導致一直打嗝；另一方面是腦中風後常會發生應激性潰瘍而導致上消化道出血，出血後刺激胃黏膜，殃及膈肌，膈肌痙攣而出現打嗝。

飲食不節引發嘔吐，中藥貼敷有奇效

【大師精華】

吳茱萸、清半夏、炙杷葉適量，共為細末，再加少許冰片，用蜂蜜調和成糊狀，攤在紗布上，敷兩足湧泉穴處24小時，可緩解嘔吐症狀。

——任繼學《任繼學經驗集》

【國醫釋讀】

嘔吐是夏秋時節一種常見病、多發病。人們在這一時節多因感熱貪涼，露天睡覺，腹中受寒，或飲食不潔，過食瓜果生冷，油膩厚味，以及腐敗變質食物，使脾胃內傷，運化失職，升降失常，水穀清濁不分而致嘔吐。除嘔吐外，患者通常還會伴有頭痛發熱、胸脘滿悶等症。老人因為體質虛弱，更容易引發此病。

任繼學教授認為，治療這種嘔吐時應溫中和胃、降逆止嘔。中藥貼敷法是他在臨床上的常用方，有不錯的療效。這種方法是根據中醫內病外治、上病下治的原則，將藥物研末，用適當的蜂蜜調成糊狀，貼敷於相應的穴位，以治療疾病的一種外治法。

方中的吳茱萸味辛、苦，大熱，有溫中散寒止痛、健脾和胃、降逆止嘔之功，其內含揮發油，較易被皮膚吸收；清半夏味辛性溫，它除濕化痰、和胃健脾、降逆止嘔的功效可謂人所盡知；炙杷葉也有一定的降逆止嘔功效；冰片有開竅醒神、散熱止痛之功，外用時對因嘔吐昏迷不醒者有治療作用。

這些藥共研細末後，需要用蜂蜜調成糊敷在湧泉穴上。湧泉穴位於全身腧穴的最下部，它是腎經的首穴，也是中醫外治法中「上病下治」的常用穴位，具有甦厥開竅、降逆止嘔功效。所以，吳茱萸、清半夏、炙杷葉和冰片貼敷於湧泉穴，能有良好治療噁心嘔吐的作用，而且這種方法操作簡便、經濟、療效可靠，很值得推廣使用。

【健康回音壁】

對於暴吐病，任繼學教授還有下列方藥可以選用：

1.十滴水，1次1瓶，口服。

2.雷擊散（藿香葉、公丁香、紫蔻、白芷、薄荷葉、朱砂、冰片、邊桂、薄荷冰、生甘草），每次3克。

3.湯劑以清半夏、生薑、厚樸、蒼朮、陳皮、甘草，水煎服。

4.生薑煎湯送服蘇合香丸。藿香正氣之水、丸、散劑皆可用。

5.針刺雙側足三里、內關、中脘穴、

肉湯烹調菜肴，刺激胃酸分泌

【大師精華】

慢性萎縮性胃炎患者由於胃酸分泌過少，可用肉湯、雞湯、魚湯烹調菜肴，以增進食欲，刺激胃酸分泌，提高胃酸濃度。進食時還可加少許米醋調味，幫助消化。

——張鏡人《張鏡人談胃腸病》

【國醫釋讀】

慢性萎縮性胃炎是消化系統的常見病、多發病，大多由慢性淺表性胃炎失治或誤治而成，多見於中老年人。在現代都市裡，工作壓力增大、生活節奏加快、不良飲食習慣等，都是引起此病的重要原因。臨床上慢性萎縮性胃炎的表現主要以消化不良為主，常見的有飯後飽脹、食欲不振、噯氣或伴有胃脘脹痛、冷痛等症。

張鏡人教授認為，慢性萎縮性胃炎患者在胃酸過少時，可以多用肉湯、雞湯等烹調食物，以刺激胃酸分泌。可能很多人對胃酸還不太瞭解，它其實是胃液中的鹽酸，在消化過程中起著重要作用。胃酸

量必須控制在一定範圍內，不能過多也不能過少。當胃酸過多時，會出現吐酸水、火燒心、胃部隱隱作痛等症狀，甚至會進一步引發胃潰瘍等多種形式的胃病；當胃酸分泌過少時，會降低消化功能，影響食欲，從而導致營養不良等。

此外，如果缺乏胃酸，細菌很容易在胃內繁殖，尤其是幽門螺桿菌，這也成為慢性萎縮性胃炎發病的一個重要因素。用肉湯、雞湯和魚湯烹調食物，能夠刺激胃酸的分泌，作為食療方可在一定程度上緩解病症，而且，經過肉湯烹調後，能讓湯中的食物更容易消化吸收，減輕胃腸道的負擔。

【健康回音壁】

在用肉煲湯時，不要多放肉，因為濃肉湯中含有大量脂肪，而脂肪有抑制胃酸分泌的作用，不利於慢性萎縮性患者的病情。同時，過高的脂肪還會造成能量過剩，對本身有糖尿病、心血管疾病、肥胖的老人而言無疑是雪上加霜。

醋泡生薑，緩解中老年人脾胃虛寒

【大師精華】

我每天吃點這個（醋泡生薑），食欲旺盛，少得感冒……用醋把它泡上，薑本身也是味藥，它有發散作用，避風寒，預防感冒，促進消化，促進膽汁分泌。醋是活血的，還可以防止生薑過辣，口感較好。

——路志正《中華醫藥》

【國醫釋讀】

　　很多老年人都有這樣的感受：同樣一道菜，兒女們吃得津津有味，自己卻一點食欲也沒有，覺得毫無味道。這種現象通常和老年人消化功能下降有關，因為消化不良引起胃寒，胃裡寒氣太重，熱量不足，因此特別怕吃生冷或者油膩的食物。有這種情況的老人不妨採用醋泡生薑的食療法。

　　生薑既是美味佳餚，又是保健良藥，民間就有「上床蘿蔔，下床薑，不用醫生開藥方」的說法。早晨起床後嚼食少量生薑對老人養護脾胃、提高食欲很有益處。從歷史上來看，食生薑的習俗古已有之。早在春秋時期，孔子就有吃生薑的習慣，在《論語》中有「不撤薑食，不多食」之說，意思是說孔老夫子一年四季的飲食都離不開生薑，而且食用時並不貪多；北宋大文學家蘇東坡在杭州做官時，曾聽聞一位80有餘仍鶴髮童顏的方丈，經躬身請教後才知道，原來那位方丈有食薑的習慣。

　　路老很認可嚼食生薑這種養生法，他將生薑看做是調養脾胃、養生防病的必備之品，並且自己也身體力行堅持吃醋泡生薑多年。中醫認為，生薑味辛性微溫，有溫胃和中的作用。《藥性類名》記載：「生薑去濕，只是溫中益脾胃，脾胃之氣溫和健運，則濕氣自去矣。」現代藥理研究表明，生薑中含有一種「薑辣素」，能促進胃液分泌和腸管蠕動，有健胃、助消化的作用。

　　胃酸過多的老人，可用生薑末代替醋泡生薑。吃薑時要注意薑的食用量和食用時間。路老介紹，每天吃上一片或者兩三片就行，因為薑性溫，適量食薑能夠刺激消化功能，吃得太多會引起胃熱。吃薑的時間應該遵循「一年之內，秋不食薑；一日之內，夜不食薑」的

原則，最宜在早晨和夏天吃，既能開胃助脾，還能幫助體內的陽氣生發。

【健康回音壁】

脾胃虛寒的老人平時在生活上要注意起居有節，避免受涼，飲食有度，不宜饑一餐飽一餐，更不能貪涼飲冷。在堅持吃醋泡生薑的同時，還可用生薑做成其他的食療方，以下介紹兩種：

1.乾薑粳米粥：粳米300～400克，加入乾薑、良薑各30克，煮熟食用。

2.薑汁牛肉飯：鮮牛肉150～200克，切碎剁成肉糜，置於碗內，加薑汁適量，拌勻後加入醬油，麻油適量攪勻。待鍋飯水分將乾時，將薑汁牛肉倒入飯中蒸15分鐘，即可食用。

吃多了怎麼辦？程老教你摩腹促消化

【大師精華】

我在進餐時雖然對各種食物都不挑剔，但每類食物都適量而止，絕不多吃，每餐只吃七分飽。如果一不小心吃多了，怎麼辦呢？可以摩腹促消化。

——程莘農《國醫大師談養生》

【國醫釋讀】

暴飲暴食從古至今都被看做是一種不良的飲食習慣，它的直接後

果是損傷腸胃，隨之而來的是飲食減少，容易引起消化不良，從而降低身體的抗病能力。老年人本身就腸胃虛薄，脾氣衰弱，更要注意這一點。但是，碰到喜愛的食物時，有的老人一時沒注意吃多了，這該怎麼辦呢？別著急，程莘農教授教給大家一種摩腹促消化的方法。

腹部按摩能保健養生，在《黃帝內經》中就有記載：「腹部按揉，養生一訣。」唐代名醫、百歲老人孫思邈也曾寫道：「腹宜常摩，可祛百病。」中醫認為人體的腹部是「五臟六腑之宮城，陰陽氣血之發源」，有規律地按摩能夠促進腹部氣血運行，改善此處的脾、胃、腸等臟腑的功能。

如何摩腹呢？以下介紹一下常用方法。摩腹前，先將雙手搓動一分鐘，直到手心發熱。將發熱的掌心貼在肚臍上，注意只用一隻手即可，然後快速地小範圍摩動，一隻手累了可以換另一隻手。摩一段時間，就會發現肚臍內產生發熱感，並且向四周放散開去，這時就可以停止了。很多人分不清摩腹和揉腹，其實這兩者很好區別，摩只是對於皮膚的摩擦運動，而揉則需要向內壓的力。

需要注意的是，如果腹部有急性炎症（如腸炎、痢疾、闌尾炎等），或腹部皮膚有化膿性感染時，不宜按揉，以免炎症擴散；腹部有癌症者也不宜按揉，以防癌症擴散或出血。揉腹時可能會出現腹內溫熱感、饑餓感，或產生腸鳴音、排氣等，這些屬於正常反應，不必擔心。

【健康回音壁】

除摩腹外，還有一種揉腹的方法。做的時候需要將雙手重疊放在肚臍上，稍微用力向下按，然後順時針按摩，比摩腹時轉動的頻率要

慢一些，先是小圈摩動，之後慢慢擴大到整個腹部，揉腹最好能堅持5分鐘。

揉腹時的關鍵點是要掌握摩動的範圍，如果把它具體化，就是上至中脘穴，下至關元穴。這個範圍是如何得來的呢？中醫上將肚臍以上定為中焦，居脾胃；肚臍以下為下焦，居肝腎。脾胃是氣血生化之源，供應人體後天的營養，被稱為後天之本，肝腎則合稱先天之本。中脘穴和關元穴，一個是呵護後天脾胃的重要大穴，一個是滋養先天之氣的重要大穴。肚臍在二者的中間，揉腹時既穿越了先天後天的分界線，又刺激到了先天後天的代表穴，所以能收到先後天同補的功效。

喝碗羊肉蘿蔔湯，暖胃又消食

【大師精華】

羊肉2斤，蘿蔔6兩，草果5克，豌豆100克，生薑10克，胡椒、食鹽、香菜、醋少許；先將羊肉洗淨切碎，豌豆洗淨，蘿蔔切塊，香菜洗淨切段；再將豌豆、草果、羊肉、生薑、水下鍋，大火燒沸，文火熬1小時，再放入蘿蔔，煮熟，放入香菜、鹽，即成。本方可溫胃消食，適用於脘腹冷痛、食滯、消化不良等症。

——李輔仁《李輔仁治療老年病經驗》

【國醫釋讀】

寒冷的冬季，很多老年人因為胃腸功能不好，容易出現腹脹、冷痛等症狀。輕則表現為脘腹脹滿、隱痛不適等，嚴重的則不思飲食、

輾轉難安。遇此情況，不妨喝點羊肉蘿蔔湯。李輔仁教授指出，羊肉蘿蔔湯有溫胃消食的作用，適合胃脘冷痛、消化不良的老人食用。

　　羊肉肉質細嫩，脂肪及膽固醇的含量都比豬肉和牛肉低，並且具有豐富的營養價值，因此，歷來被人們當做冬季進補佳品。《本草綱目》中記載，羊肉「性溫，味甘；益氣補虛」。中醫認為，羊肉性溫、味甘，具有補虛袪寒、溫補氣血、益腎補衰、開胃健脾的功效。寒冬常食羊肉可益氣補虛、袪寒暖身，增強血液循環，增加禦寒能力。羊肉又可保護胃壁，幫助消化，體虛胃寒者尤宜食用。

　　中醫認為蘿蔔能「大下氣，消穀和中，去痰癖」。如果覺得胃裡飽悶，想吃東西又吃不下，口中無味，小腹脹氣，大便少，生吃或煮食幾塊蘿蔔就會感到胃裡輕鬆，口中有味。當然，生吃和煮食蘿蔔也有不同的功效。上腹部（胃脘）因為吃得過多或其他原因引起脹悶，生吃蘿蔔的效果比較好，如果是小腹部脹氣，大便不暢快，那麼煮食蘿蔔的效果較好。總之，蘿蔔對腸胃不適有和中寬腸的作用。

　　羊肉和蘿蔔一起燉湯食用，不僅湯鮮肉美，爽口適腹，還有很好的養生作用，冬日裡喝上一碗羊肉蘿蔔湯，可謂一舉兩得。

【健康回音壁】

　　羊肉屬大熱之品，故夏秋季節氣候熱燥時，不宜多吃羊肉。另有發熱、牙痛、口舌生瘡、咳吐黃痰等上火症狀的人也應該少吃羊肉，以免加重病情。有些人不喜歡羊肉的羶味，在吃羊肉時喜歡配食醋作為調味品，其實這種吃法是不科學的，羊肉與食醋搭配會削弱兩者的食療作用，並會產生對人體有害的物質。

外敷芒硝，消食滯，止胃痛

【大師精華】

用芒硝30克，以薄紙包成方形，外加一層紗布，敷於胃痛部，再用布帶圍裹固定，臥時加蓋衣被……適用於胃病消化不良，因食滯內停而誘發疼痛者，或胃中鬱熱，脘痛有灼熱感的患者。

——徐景藩《徐景藩脾胃病治驗輯要》

【國醫釋讀】

老年人本身腸胃虛薄，脾虛氣衰弱，如果暴飲暴食，容易因飲食停滯引起胃痛。這種胃痛的特點是胃部肚脹作痛，不欲飲食，噯氣吐酸，吐出酸腐不消化的食物後，感覺舒適些。對於這種因消化不良、食滯內停引發的胃痛，徐景藩教授建議可用芒硝外敷的方法止痛。

芒硝是樸硝炮製後得到的灰白色顆粒狀礦物類中藥，它性脆而易碎，主要成分是硫酸鈉、硫酸鈣、硫酸鎂等。中醫認為芒硝的性味為苦、辛、鹹、大寒，有潤燥軟堅、清熱瀉火的功效，內服可主治胃腸濕熱積滯，外敷則可軟堅散結，消腫止痛。除了可用於食滯引起的胃痛外，芒硝還有治療急性乳腺炎、外科感染、闌尾炎、扁桃體炎的作用。

在用芒硝外敷時，需要將芒硝細細研碎，使其喪失稜角，避免刺傷皮膚。多準備幾條布帶，以備清洗更換。徐老指出，患者可於晚上睡時外敷芒硝，第二天早晨取下，之後清潔皮膚，如法再敷。如果是臥床的患者，不分晝夜均可外敷，得溫而使芒硝潮解者效果較好。潮解後取下芒硝，再如法進行外敷，直到疼痛得以控制後再用藥1～2次

即可。

【健康回音壁】

　　保和丸對於因消化不良、飲食停滯引起的胃痛也有一定療效。保和丸以三大消食化積的藥為主構成，其中山楂最消肉食，炒麥芽、萊菔子擅消麵積，神曲則能除陳腐之積。除了消食化積的主藥外，保和丸還輔以除燥濕化痰的二陳湯，具有和胃氣、化濕濁、助消化的作用。總之，全方貫穿了調暢脾胃之意，因此在臨床上療效頗佳，常常在服用一兩天後，即可見到食欲大開的效果。

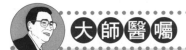

大師醫囑

　　老人出現消化不良後，在積極配合醫生治療的同時，合理飲食是調養的關鍵。比如，對於胃痛的病人，郭子光教授認為飲食上要定時定量，少食多餐，宜少食辣椒、生蒜、白酒、醋、胡椒一類對胃有刺激性的食物，尤其不要空腹飲用辛辣醇酒。此外，患者還應當禁食過硬、生冷、粗糙和不易消化的食物，以免加重病情，可多吃清淡宜消化的食物。

　　李輔仁教授在治療老年脾胃疾病時，也經常引導病人改善飲食以調理。比如在治療一位有幾十年胃病的患者時，就讓其少吃多餐，食物以蒸煮為主，尤其是晚餐以粥食為主，比如大米紅棗粥、百合大棗粥等，也可服用清淡的菜粥、麵湯等。

第十章 便秘國醫方，排得好才能身體好

 國 醫 坐 診

　　人的年紀越來越大，很多疾病也會不請自來，便秘就是其中較為常見的一種。路志正教授認為，老年便秘以虛性多見，雖然造成便秘的原因很多，但不外乎傷津耗液、氣血不足、納化失常、腎虛四種。原因在於人到老年，臟腑的生理功能衰退，正氣不足則大便傳送無力，血虛津少則腸道失於滋潤，脾胃薄弱則水穀運化能力遲滯，腎虛則精血枯槁或者「腎司二便」的功能減弱，這些都會引起便秘。

　　李輔仁教授將老年人便秘歸於陰虧腎虛，津液不足，氣血瘀滯所致。他經常用驗方「潤便靈」（當歸、生首烏各15克，肉蓯蓉、黑芝麻各30克，生地、麥冬、玄參各20克，麻仁、白朮、枳實、桃仁各10克）治療老年便秘，可令大便通暢，並且恢復腎陰、腎氣和津液，療效理想。

　　在用藥上，李老指出老年便秘要慎用巴豆、大黃、芒硝一類苦寒之藥，以免傷氣損陰。雖然這類藥物使用後可取效一時，但是瀉後往往會出現更嚴重的便秘，因為老年人本身就存在津液虧損、腎陰不足的問題，峻烈功效之法必然導致津液枯乾，便秘加重，甚至會出現危

及生命的後果。因此，老年人便秘應辨症用藥施方。

任老內服、外治妙方，通治老人氣虛津枯便秘

【大師精華】

內服法：通治老人氣虛津枯便難者，用柏子仁、松子仁、火麻仁、煨皂角，共研為末，蜂蜜水送下。

外治法：應急用之，收效速。連鬚蔥白、生薑、淡豆豉、炒食鹽，共搗成餅，敷臍部。

——任繼學《任繼學經驗集》

【國醫釋讀】

對老年人來說，便秘是常見的一種疾病。許多老年人在出現了便秘後，總是自行服用牛黃上清丸、牛黃解毒丸等藥來治療，還有的老人乾脆天天泡一杯番瀉葉來喝，覺得通便效果還挺好。其實，這些做法都是不科學的，會令老人的便秘反復甚至加重。

任繼學教授認為，老年人的便秘從病性上來看，多為虛而夾實，純虛者少，因此治療上應「以潤為主，以調為要，勿攻為善」。治療時，醫生須根據便秘不同的病因，選擇組方用藥，比如宣肺通便之藥有杏仁、瓜蔞、紫菀等；理肝通便藥有草決明、蘆薈、威靈仙等；益腎通便藥有黑芝麻、肉蓯蓉、玄參等；降心液通便藥有柏子仁、當歸、生地等。

對於氣虛津枯便秘的老人而言，任老還提到一個用柏子仁、火麻

仁和煨皂角製成的通治方。宋代的中藥著作《本草衍義》介紹柏子仁時，也提到了一個類似的方子，「老人虛秘，柏子仁、大麻子仁、松子仁等份，同研，溶白蠟，丸桐子大」。柏子仁，味甘，性平，有養心安神、潤腸通便的功效；松子，味甘，性溫，有滋陰、益肺、潤腸的功效；火麻仁有潤燥滑腸作用，對腸燥便秘很有效；制皂角也具有開竅通閉的作用。因此，任老介紹的這個方子對老人的便秘有非常好的治療作用。

此外，任老還主張正確運用外治法，作為應急之用，常常能快速見到效果。以下為大家介紹的是藥餅敷臍法。具體操作時，應先用生理食鹽水清洗肚臍，乾燥後再放上藥餅，蓋上一塊無菌紗布，並在外面用膠布固定好。

中醫認為，肚臍是心腎交通的「門戶」，這裡能夠通達五臟六腑，調節各臟腑生理活動。正如清代名醫吳師機所言：「神闕給藥，可以通經走絡，開竅透骨。」從肚臍給藥，有利於藥物歸經，使藥效循經直達病所，對防治疾病具有十分重要的作用。任老所介紹的這種藥餅溫經散寒、活血通便，對大便虛秘、冷秘都有一定的作用。

【健康回音壁】

與年輕時相比，老年人的腸蠕動本就明顯減慢，而且隨著衰老的到來，很多老人會變得好靜惡動，有的人甚至長期臥床，這樣一來腸蠕動得就更慢了。尤其是那些患有慢性支氣管炎、冠心病的老人，本來身體就存在氣虛血虛的問題，氣虛影響脾胃的正常運行，而血虛則不能潤腸，因此更會加重便秘的症狀。

便秘的防治首先需要老年人經常做一些散步、太極拳等緩和運

動，久臥病床的老人可多按摩腹部。另外，也要注意飲食結構，特別注意不要亂吃瀉藥，有問題應即時去醫院就診。

通腸一效煎，涼血通幽治便秘

【大師精華】

　　大腸瘀滯症，方書鮮有記載，為余所見。臨床表現：臍下脹滿、大便困難，便前腹痛，便呈條狀經久不易排出……治法：逐瘀化滯，行氣散結。方藥：通腸一效煎。當歸40克，萊菔子15克，檳榔片20克，桃仁15克，厚樸10克，炒杏仁10克。

　　　　　　　　　——李玉奇《中國現代百名中醫臨床家叢書：李玉奇》

【國醫釋讀】

　　有的老人平時就經常大便燥結，習慣用些瀉下藥物，迫使食物過早地進入大腸，積於大腸而發酵，產生氣體而出現小腹脹滿、腹痛。由於腸氣上逆於食道，令人常常感到口中有臭味，痛苦非常。李玉奇教授是著名的脾胃專家，他在便秘的治療上有著獨特的見解。對於大腸瘀滯，李老認為可以通過通腸一效煎來治療。

　　李老曾接診了一位48歲的男士，這位患者習慣性便秘已經有8年多了，就診1個月前病情加重。他的症狀為：面色無華，形體肥胖；便意頻頻，因排便異常困難而坐立不安，伴有腹脹，但全腹無壓痛；排氣增多，肛門灼熱；口中多涎，時而噁心，伴低熱，食欲欠佳；舌紅絳，苔薄黃。另外，李老還瞭解到，患者過去經常服用瀉下藥及使用

開塞露，平素喜食膏粱厚味，飲酒量多，性情急躁。最後，李老診斷為「大腸瘀滯型便秘」，以涼血通幽為治法，方擬「通腸一效煎」，其方為：苦參、厚樸、枳殼、桃仁各15克，槐花、當歸各40克，薏苡仁、甘草、檳榔片各20克，防風、木香各10克，沉香5克。水煎服，每日2劑。

服藥後，患者腹脹減輕，但仍有排便困難，腸道及肛門有灼熱感，食欲欠佳。於是，李老對原方略加調整：苦參、甘草、檳榔片、山藥各25克，槐花50克，當歸40克，厚樸、桃仁各15克，威靈仙10克，雞內金、白頭翁、萊菔子各20克。水煎服，每日2劑。

在這則案例中，李老沒有用承氣湯、麻子仁丸一類方劑，因為其中均有大黃，性猛而力著，容易重傷津液而使腸愈加乾燥。他採用的是涼血通幽之法，以清熱燥濕涼血為主導，兼以養血潤燥通腑行氣，在攻邪的同時又保存了津液，使胃腸道逐漸恢復正常的吸收傳導功能，這恰恰是李老用藥的獨到之處。

【健康回音壁】

有的老人一遇到大便燥結就服牛黃上清丸一類苦寒通利藥物攻下，結果不但便秘沒有得到改善，反而使體質逐漸瘦弱。因為老人不宜頻用瀉藥，如果清瀉過度損傷了陽氣，身體就很難恢復健康。平時老人可以用飲食調理，比如菠菜粥就有讓大便暢利的作用。準備菠菜120克，擇洗乾淨後放開水中燙半熟，取出切碎；再將粳米煮成粥，放入菠菜；最後，加入適量的食鹽和芝麻油攪勻即可。

單味白朮湯，為你通通多年的老便秘

【大師精華】

凡老年人便秘，以白朮30克煎湯服之，可治腸液枯燥，使大便通暢。

——顏德馨《中國百年百名中醫臨床家叢書：顏德馨》

【國醫釋讀】

在旁人看來，按時大便是一件不花金錢不花精力的事，可在有些老人那裡，卻成了每天大傷元氣的一件難事，坐上馬桶便如臨大敵，甚至連每天情緒的好壞都被它左右。這樣的便秘，說它是難言之隱，一點也不為過。

其實，如果用對了方法，老年便秘並非什麼難題。顏德馨教授就為大家提供了一個很簡單的藥方——單味白朮湯。

治病必求其源，便秘之源何在？雖然便秘之症的原因有多種，但不管是哪種原因引起，都和腸道傳導失常有關係，而腸道功能的正常與否，關鍵又取決於脾胃的升降。《本草求真》認為，「脾苦濕，急食苦以燥之，脾欲緩，急食甘以緩之，白朮味苦而甘，既能燥濕實脾，又能緩脾生津，且其性微溫，服之能健脾消穀，為補脾臟第一要藥也」。脾胃得補，升清降濁，能促進排便功能，因此用白朮治便秘很有效。

在用水煎服的時候，切忌用鐵鍋、鋁鍋等金屬器皿，最好用砂鍋。其實，歷代關於白朮的止瀉作用，論述詳備。而它的通便作用，古代除了《傷寒雜病論》有一條記述外，其他書中很少見。不過，最

近20年來中醫的臨床實踐證實了白朮的通便作用，從而說明白朮具有通便與止瀉的雙向調節功能。

不僅中醫上有關於白朮的理論基礎與臨床實踐，現代實驗研究也證實了這一點。馬允慰等人通過白朮煎劑對家兔離體腸管活動的實驗表明，白朮（尤其生白朮）的作用和腸管所處的機能狀態有關，當腸管活動處於興奮時，呈抑制作用；當腸管活動處在抑制時，則呈興奮作用。這個結果為白朮補脾以治療便秘或脾虛泄瀉等消化道功能紊亂症，提供了實驗依據。

【健康回音壁】

生白朮在用於治療氣虛便秘時，還可使用散劑。方法是將生白朮研成細末，每次服用10克，每天服用3次。

路老四單方，不讓便秘繼續困擾你

【大師精華】

至於已有便秘之患者，可用下列單方防治：1.生首烏30克煎服，或單味製成丸藥，日服2次，每服9克，用於血虛津少之便秘；2.火麻仁20克、炒蘇子12克，水浸研細，合粳米煮粥服，用於腸燥氣滯之便秘；3.黑芝麻15克、蜂蜜適量，將黑芝麻搗碎，以蜂蜜調後沖服，既能滋陰補腎，又能潤腸通便；4.草決明15克打碎，開水沖泡做茶飲，既清肝降火，又能益腎明目，可用於肝陽偏亢之高血壓及習慣性便秘，因含油脂，可潤腸通便。

——路志正《路志正醫林集腋》

【國醫釋讀】

何首烏為蓼科植物，其乾燥塊根作為藥材使用時分為生首烏和制首烏兩種。生首烏是將新鮮的何首烏洗淨切片曬乾或烘乾後直接藥用，具有潤腸、通便、解毒散結的作用，對於治療便秘有一定的效果；制首烏是將生首烏與黑豆同煮後曬乾而成，是一味補肝腎、益精血、養心寧神的良藥。路老推薦的單方藥中，選用的是具有潤腸通便功用的生首烏。現代研究也發現，生首烏含有一種蒽醌衍生物，這種物質可促進腸管蠕動，因此具有通便功能。不過，生藥一經炮製，功效就會發生變化，所以有便秘困擾的老年人不要亂用藥，最好在醫生的指導下服用。

路志正教授介紹的麻仁蘇子粥源於宋朝時的《普濟本事方》，可用於腸燥氣滯之便秘。藥粥中的火麻仁和炒蘇子同用，能潤腸通便，下氣寬腸。加粳米共煮粥，令其藥性平和，老人吃了易消化，能益胃氣、養胃陰。因此，麻仁蘇子粥用於老年津虧便秘或大便不爽有較好療效。本方亦可供產後便秘、習慣性便秘患者食用。

芝麻蜂蜜飲所需的兩種材料都是生活中隨手可得，但通便效果很不一般。製作時需將黑芝麻搗碎或壓碎，但也不要壓得太碎，以黑芝麻不出油為宜。中醫認為，黑芝麻味甘，性平，具有養血益精、潤腸通便的作用。蜂蜜本身就有潤腸通便的作用，和黑芝麻相互作用的效果就更好了。芝麻蜂蜜飲既能滋陰補腎，又能潤腸通便，而且喝起來甜甜的，還有芝麻的香味。

草決明又稱決明子，能清肝明目、利水通便。路老介紹，草決

明茶含油脂，所以能潤腸通便，可用於肝陽偏亢之高血壓及習慣性便秘。需要注意的是，草決明性微寒，容易拉肚子、腹瀉、胃痛的人，不宜飲用此茶。

【健康回音壁】

這裡所說的便秘，主要是指功能性便秘。若由於某種疾病引起，要從治本入手。還有一種習慣性便秘，治療的同時要養成定時排便的習慣，多吃蔬菜等含纖維素較多的食物、多喝水，這樣習慣性便秘自然就能得到緩解。

虛性便秘，試試班老的食療方

【大師精華】

在飲食療法上，先用地瓜代飯當餐，連吃3～5天，如仍然大便困難，可改用豬血與地瓜葉當菜吃，開始連續3天餐餐吃，以後每隔1天吃1次，適當吃些蜜糖、香蕉等水果，大便自然暢通。

——班秀文《班秀文臨床經驗輯要》

【國醫釋讀】

便秘有寒熱虛實之分，班秀文教授認為老年人由於生理機能衰退，大便經常秘結不通，或有便意而排出困難，這主要是由氣血兩虛所致，氣虛則大腸傳送無力，血虛則不能潤滑，治療時當用益氣補血之法。在飲食療法上，他推薦主食可選用地瓜代飯，菜食可用地瓜葉

與豬血，同時還可適當吃些蜜糖和香蕉。

地瓜也稱為紅薯，雖然從食物種類上它被劃分為蔬菜，但是從膳食結構來看，地瓜也可當成主食，並部分取代米飯。李時珍在《本草綱目》中說：「紅薯，補虛乏，益氣力，健脾胃，強腎陰。」中醫認為地瓜入脾、腎二經，既可滋補脾胃，開胃消食，還有滋補腎陰、使人身強體壯的功能，因此適合老年便秘患者食用。地瓜的營養很豐富，取代米飯食用仍舊能滿足人的營養需要。現代研究發現，地瓜中含有大量膳食纖維，能夠有效刺激腸道蠕動和消化液的分泌，可達到預防便秘、促進排泄的效果。

豬血味鹹性溫，有軟化大腸中燥便使其易於排出體外的作用。現代醫學也證實，豬血中所含的血漿蛋白在被胃酸分解後，可吸收腸道的有害物質並排出體外，是腸道的「清道夫」；地瓜葉與其他常見蔬菜相比，礦物質與維生素的含量都很高，胡蘿蔔素含量甚至超過了胡蘿蔔，因此它有「蔬菜皇后」的稱號。研究發現，經常食用地瓜葉有預防便秘的作用。班老指出，豬血鹹溫，紅薯甘平，均能補血潤燥，適合便秘患者食用。此外，蜂蜜可補益潤滑，各類水果則可增津補液，對老年便秘患者有一定裨益。

【健康回音壁】

睡前躺在床上時按摩肚皮，對防治便秘有不錯的保健功效。方法為：雙手以順時針方向，由左向右，環形畫圓的方式按摩肚皮，可刺激胃腸蠕動，促進消化功能。

淡鹽水、綠豆蜂蜜——老年便秘的飲食調攝

【大師精華】

　　每天清晨堅持喝一杯淡鹽水。綠豆煮爛加蜂蜜，也可早餐時食用。總之，多吃蔬菜、水果，宜粗細糧搭配食用。

——李輔仁《李輔仁老年病獨特治驗》

【國醫釋讀】

　　「早鹽晚蜜」保健法在民間廣為流傳；中醫認為，鹽有清熱、涼血、解毒的作用。《本草綱目拾遺》記載鹽可「調和臟腑、消宿物，令人壯健」。因此，清晨起床後，老人空腹喝一杯淡鹽水，有利於降火益腎，保持大便通暢，有效解除便秘，還能減少脂肪在腸道內的堆積以及被腸道過量吸收。

　　煮爛的綠豆加上蜂蜜也可在早餐時食用。《本草綱目》稱綠豆為「食中要物」、「菜中佳品」、「濟世良穀」。綠豆味甘、性涼，但甘不滯氣，涼不傷胃，有通經脈、厚腸胃的作用，久服不傷氣。蜂蜜有補中、潤燥的作用，經常被用於治療脾胃虛弱、消化不良、肺燥乾咳、腸燥便秘等疾病。因此，綠豆與蜂蜜的組合，不僅可健脾和胃、補益氣血，還有鎮靜、安神、除煩的作用。

　　不過要注意的是，因為鹽中含有大量的鈉元素，如果攝取過多會引起血壓升高，因此要注意鹽水的濃度，一般而言100毫升水中食鹽的用量不宜超過0.9克。蜂蜜中的含糖量較高，糖尿病患者不宜服用。

【健康回音壁】

便秘可以分為胃腸燥熱症（熱秘、陽結）、氣機阻滯症（氣秘）、氣血陰虛症（虛秘）、陽虛寒凝症（寒秘）和痰濕阻滯症（濕秘）。蜂蜜可作為食療的一種方法，輔助治療熱秘、氣秘和虛秘，以下簡單介紹，大家不妨一試。

1.熱秘：蘋果檸檬蜜。準備檸檬1個，蘋果2個，蜂蜜適量，將蘋果和檸檬榨汁後，加入蜂蜜即可飲用。

2.氣秘：蘿蔔飲。準備白蘿蔔150克，胡蘿蔔50克，蜂蜜適量。把白蘿蔔和胡蘿蔔切塊後一起煮爛，晾至稍涼後加入蜂蜜即可飲湯。

3.虛秘：芝麻蜂蜜粉。準備黑芝麻500克，蜂蜜100克。黑芝麻炒熟後研成細粉，加蜂蜜後拌勻裝入瓶內，沖服或嚼食。

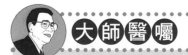

大師醫囑

對於老年便秘，路志正教授認為最好能未病先防，防重於治。平時老人要堅持力所能及的運動，如氣功、太極拳等，保持心情上的舒暢，飲食上要少吃辛辣刺激性食品，飯後可進食適量水果，養成按時登廁的習慣。

已經出現便秘的老年患者，可採用食療輔助治療的方式。李輔仁教授給出了兩點食療建議：

1.每天早晨起床後喝一杯淡鹽水。

2.多吃含有維生素、礦物質、纖維素的蔬菜、水果及海藻類食物，如菠菜、芹菜、少量韭菜、白菜、黃瓜、南瓜、蘋果、香蕉、柑橘、蜂蜜、紫菜、芝麻、牛奶、海帶等。

第十一章 慢性腹瀉國醫方，不讓營養一瀉而去

 國醫坐診

　　有些老年朋友長年累月大便不成形，很多人在大便時伴有不同程度的腹痛或不適，這其實就是慢性腹瀉。慢性腹瀉是消化系統的常見症狀，以糞便稀薄、次數增多、病程長為診斷要點。古人將大便稀薄者稱為「泄」，大便如水注者稱為「瀉」，腹瀉在中醫學中又被稱為「泄瀉」。泄瀉日久不癒，歷時達三個月以上，反復發作，時重時輕，即被稱為慢性腹瀉。徐景藩教授認為，慢性腹瀉病位以脾為主，以脾為先，繼而涉及肝、腎二臟。他指出，慢性腹瀉必然會導致脾氣虛，在此基礎上還會造成脾陰虛與脾陽虛。脾氣虛則肝氣易鬱，肝愈鬱而脾愈虛，二者相互影響；此外，久瀉脾虛則腎火不足，火衰則脾氣更虛，最後甚至水穀腐熟運化都會受到影響。因此，他主張在治療上應重在辨症，同時兼顧三臟。

　　徐教授積數十年臨床經驗，認為在慢性腹瀉的治療上，白朮、白芍、黃連、補骨脂這四味藥起著關鍵性的作用。其中，白朮具有健脾燥濕之功，補運相濟，補而不滯，可配加茯苓、甘草、炒山藥以增其效。白芍具有柔肝和營、緩急止痛之效，與赤芍同用可治痛久血瘀，

與防風配伍適用腹鳴且痛者。白芍用量10～30克，對於凡是舌上少苔，便前腹痛的患者，宜重用。白术、白芍皆適合炒用。另外，補骨脂可溫腎澀腸，與黃連相配，一來可清除腸腑潛在之熱，二來澀腸而不至斂邪，堅陰而不至過溫，補骨脂與黃連的比例為7：1。對於久瀉而糞質甚稀的患者，可用益智仁與補骨脂相配，以增加溫脾之功。

朱良春教授在治療慢性腹瀉時，常會顧及患者的身體素質及宿疾、平時嗜好、飲食習慣、居住、藥物過敏等情況，並結合疾病的性質和輕重論治。朱老強調治病中的因人制宜，審症求因，他指出身體肥胖者，多見氣弱濕滯，遣方用藥時須注意氣化的流暢；形體瘦削者，常伴有陰液暗耗，因此當顧及氣陰的生化。慢性腹瀉的人，不能以脾腎虛寒統一論治，臨床上不屬於因虛致瀉的因素屢見不鮮，比如水土不服導致腸胃功能紊亂的腹瀉，飲食不當引起的腹瀉，等等。醫生在治療時應仔細辨明原因，不可忽視。

❧ 朱老自擬良方，纏綿腹瀉不用愁

【大師精華】

五倍子、炒白术各60克，補骨脂、赤石脂各40克，公丁香30克，共研極細末，每服3克，1日2次，連服3～7日多收良效。

——朱良春《中國百年百名中醫臨床家叢書：朱良春》

【國醫釋讀】

在泄瀉發生的初期，屬實屬熱，宜清宜導；如果久瀉，則宜止宜

斂。朱良春教授給出的治療慢性腹瀉方中用到了五倍子、炒白朮、補骨脂、赤石脂和公丁香。朱老提到，「五倍子其性不僅收斂止瀉，且有抗菌作用，對慢性泄習甚和」。在《本草綱目》中，用五倍子治療泄瀉的附方達6首之多，由此也可知其效果。

白朮的炮製方法不同，功效也有所不同。臨床常用的白朮有生白朮、炒白朮、焦白朮、土炒白朮。生白朮，前面已經提到，它長於健脾、通便。而朱老藥方中的炒白朮屬於健脾運中之品，善於燥濕。炮製時，先將一份麩皮撒於熱鍋內，等有煙冒出時，再將10份白朮片倒入微炒至淡黃色，取出，篩去麩皮後放涼即成，藥店亦有成品販售。

補骨脂性大溫，味辛、苦，歸腎脾兩經，適用於脾腎兩虛引起的便溏或五更黎明時的泄瀉等症；赤石脂酸澀收斂，有澀腸止瀉之效；公丁香也可用於脾腎不足所致的腹瀉，治療時不但可內服，外用敷臍也有良好效果。

【健康回音壁】

有些慢性腹瀉患者常於五更雞鳴叫時分出現腹瀉，中醫稱之為「五更瀉」，治療時應溫補脾腎。可用五味子60克，吳茱萸15克同炒，碾細為末，成人每次服用6克，每日服用2次，早晨空腹1次，晚臨睡時1次，溫開水調服或米湯送下。

番石榴葉煎湯喝，鄧老為你治泄瀉

【大師精華】

取番石榴葉（老嫩均可，嫩者較佳），成人量乾品6～10克或鮮品30～60克，小兒減半，煎清水2碗，煮開20分鐘左右，取汁分2～3次內服。

——鄧鐵濤《鄧鐵濤審定中醫簡便廉驗治法》

【國醫釋讀】

番石榴屬於熱帶水果，果實通常呈青色或淡黃色，熟透的時候有的也呈淡紅色。番石榴本身的醫療功效早已聲名遠播，太平洋島嶼的婦女們利用番石榴果肉做成乳液，有潤澤、保護肌膚的功效。它還有降血糖的功效，在國外常被用於治療糖尿病。它的葉子則是一種止瀉藥，對於瀉痢腹痛、食積腹脹有很好的療效。

鄧鐵濤教授房屋前後都種有番石榴樹，每當遇到有人腹瀉時，他都會從樹上摘下15～30片番石榴葉煎水後，讓人服用，每次都能收到不錯的療效。平時，鄧老也喜歡將番石榴葉採集後曬乾，送給親戚或者朋友備用。番石榴葉味道清香，帶點甘甜，所以服用時不難入口。

《廣西中藥志》認為番石榴「味甘澀、性平，無毒」。《南寧市藥物志》謂其可「收斂止瀉。治泄瀉、久痢、濕疹、創傷出血」。現代藥理研究也表明，番石榴葉能夠抑制細菌及病毒的生長和繁殖，並有解痙鎮痛和保護小腸黏膜的功用。不過，如果腹瀉者合併有心腦血管、肺部、肝臟、腎臟、造血系統等嚴重疾病，則要慎用番石榴葉；年齡在65歲以上的老者也不宜選用這種止瀉方法。

【健康回音壁】

番石榴做成的蜜糖水，也有調理脾胃、收斂止瀉的功效。具體做法是：每次用番石榴2～3個，除去外皮後取果肉，加一碗半水煎成大半碗，去渣後沖入蜜糖少許調味，一天內分2～3次飲用。

脾虛引起慢性腹瀉，試試顏老家傳方

【大師精華】

炒白朮30克，茯苓30克，炒陳年糯米60克，共研末，每次6克，用棗肉拌食，每日2次。

——顏德馨《常見病的中醫自診和調治》

【國醫釋讀】

這個方子是顏德馨教授的家傳方，主治脾虛引起的慢性腹瀉。這種腹瀉是由脾陽氣虛導致運化失常引起的，表現為食欲減退、食後腹脹，瀉下不消化物，消瘦、乏力等。治療時應以健脾助運為先。

其實，《本草綱目》在介紹白朮時也提到了這個方子，文中說：「久瀉腸滑。用白朮（炒）、茯苓各一兩，糯米（炒）二兩，共研為末，加棗肉拌食或做成丸子服下。」方中的炒白朮是中醫治療慢性腹瀉時的常用藥，前面也介紹了很多，在此不作贅述。

茯苓是菌類植物，生長在赤松或馬尾松的根上，可食也可入藥。《本草綱目》記載，茯苓性平、味甘淡，功能是益脾安神、利水滲濕，主治脾虛泄瀉、心悸失眠、水腫等症。在用於脾胃虛弱，不能運

化水濕所致神倦食少、腹脹腸鳴、大便泄瀉等症時，茯苓常與能夠健脾益氣的白朮、山藥等藥配伍應用。茯苓的藥性平和，不傷正氣，所以既能扶正，又能祛邪。

糯米又被稱為江米，香糯黏滑，常被用來製作風味小吃。《本草綱目》說它具有「暖脾胃，止虛寒泄痢」的作用，孫思邈談及糯米時說「脾病宜食，可益氣止泄」。

大棗既是可口的乾鮮果品，又是傳統中藥。根據《本草綱目》記載：「大棗主治虛損，除腸脾癖氣，可潤心肺、止咳、補五臟，久服輕身延年，堅志強力……」中醫認為大棗是脾胃虛弱、氣血不足者良好的保健營養品。

綜合這四者的養生功效，同食對脾胃虛弱引起的便溏腹瀉有不錯療效。

【健康回音壁】

慢性腹瀉除了可用中醫藥物治療外，飲食調理也是十分重要的。以下提供幾則脾虛引起的慢性腹瀉食療方，讀者可以一試。

1.**百合粥**：百合、蓮子、薏米各適量，同煮粥，加冰糖或白糖調味食用。

2.**栗子煲粥**：栗子肉20～30克，大米100克，同煮，加白糖或油鹽調味食用。

3.**荔枝粥**：去核乾荔枝5～15枚，大米100克，同煮粥，加白糖適量食用。

4.**荔枝淮山蓮子粥**：乾荔枝肉50克，淮山藥、蓮子各10克（搗碎），煮軟，加大米100克，共煮粥，食用。

5.白果薏米水：去殼白果仁8～12粒，薏米60克，加水適量煮爛，加冰糖或白糖調味食用。

喝點山藥蓮子粥，食療緩解脾虛腹瀉

【大師精華】

山藥15克，蓮子15克，粳米30克，加水適量煮粥，每日可服用2次，適用於脾虛腹瀉。

——李輔仁《李輔仁老年病獨特治驗》

【國醫釋讀】

李輔仁教授在治病及閒暇時間，常常談到飲食對老年病的重要性。對於因脾虛導致慢性腹瀉的老人，他建議應忌吃油膩厚味，平時宜食用大米粥、麵片、蛋羹、菜泥及瘦肉、軟飯等。同時，李老還給出了腹瀉患者的食療方——山藥蓮子粥。

山藥作為大眾化的保健食品，早在《山海經》中就有關於它的記述，最早的藥膳《神農本草經》將它作為藥材收入。中醫認為山藥能補益脾胃、生津益肺、補腎固精。對於平素脾胃虛弱、肺脾不足或脾腎兩虛的體質虛弱，以及病後脾虛泄瀉、虛勞咳嗽、遺精、帶下、小便頻數等非常適宜。因為山藥的作用溫和，不寒不熱，所以對於補養脾胃非常好，適合胃功能不強，脾虛食少、消化不良、腹瀉者食用。

蓮子味甘性平，略帶澀味，在中醫上有澀腸、補脾開胃、養心、益腎之功效，能癒二便不禁。《神農本草經》說蓮子「補中養腎，益

氣力，除百疾，久服輕身耐老，不饑延年」。道教還講究用石蓮子（完全成熟，外殼黑而堅，沉水多年不壞），認為它可延年輕身。煮熟的蓮子對脾胃虛者更好，不過食用時千萬別去掉外層皮。蓮子皮雖然帶有澀味，但也因此有了止滑瀉的作用。

做山藥蓮子粥時，可將山藥去皮後泡在滴有白醋的水中，以免氧化發黑。蓮子和粳米洗淨後，和山藥一起放入鍋中熬煮。粥本身就具有養脾胃、調中健脾的作用，加上山藥和蓮子的作用，可健脾胃、止腹瀉，適合年老體虛者食用。

【健康回音壁】

有的人不適應蓮子中的綠心，容易噁心，食用時可將蓮心剔除，但是不要丟掉。因為蓮心苦寒清心火，雖然入口很苦，但是嚼的時間長了會出現甜味。如果用蓮心泡茶，苦味會降低，清心熱、止煩渴的效果顯著。現代研究發現，蓮心中的生物鹼可降血壓，心煩、面熱、頭昏等症正好是蓮子心的適應症。

艾盒灸神闕，慢性腹瀉不用愁

【大師精華】

神闕為任脈腧穴，與督脈、沖脈、胃經等也有密切聯繫，神闕自古即是治療泄瀉之要穴，《針灸資生經》云：「若灸溏瀉，臍中第一。」

——賀普仁《灸具灸法》

【國醫釋讀】

灸法和針刺同屬於中醫的外治療法，人們習慣將它們合稱為針灸療法。灸法的歷史悠久，最初灸療的工具是樹枝，後因艾草易燃且具有溫經散寒等藥理作用而成為灸法的原料。賀普仁教授對灸法頗有研究，他認為因脾胃虛寒引起的慢性腹瀉，治療時可通過艾灸神闕穴的方式調整胃腸氣機、祛邪利濕、溫腎健脾。

神闕穴就在肚臍眼這個位置，自古以來就是治療泄瀉的要穴。如果是因為虛寒引起的腹瀉，需要用溫熱之力才能制止，艾灸的這種作用是針刺療法遠不能比擬的。賀老曾遇到一個腹瀉4天的患者，那位患者因飲食貪涼後出現大便次數增多，每日多達五、六次，便質稀薄，夾有不消化食物，腹痛腹脹，喜熱喜按。經過賀老的診斷，定為脾胃虛寒型泄瀉。

治療時，賀老採用的是艾盒灸神闕的方法。先把一條艾條折成兩截，分別放入有兩個孔的艾盒內並點燃，待其燃盡。該名患者灸後即覺腹部舒適，艾灸2次後，大便日行2次，並且成形，後來又連續艾灸了2次，大便恢復正常。

【健康回音壁】

艾灸肚臍時還可放入薑、鹽等間隔物，以下介紹另外一種隔藥餅灸，對於脾胃虛弱引起的腹瀉有不錯效果。

製作藥餅時，需準備等量的丁香、肉桂、甘松、山奈，共研末後混合在一起，加入適量的麵粉和水，揉捏成直徑在2.5公分左右、厚度0.5公分的圓形藥餅，晾乾備用。使用時，要用針在藥餅上均勻地紮上幾個小孔，以便艾灸時能讓艾草的熱量透達穴位。最後，把藥餅放到

肚臍上，點燃放在上面雞蛋大小的艾絨即可。每次灸上3～5壯，連灸3～5天可見療效。

參苓白朮散——益氣健脾，對治腹瀉

【大師精華】

參苓白朮散一方，原出於《局方》，治脾虛泄瀉。吾家三世業醫，經多次使用，只要辨症準確，效頗佳。

——張燦玾《國醫大師張燦玾》

【國醫釋讀】

參苓白朮散源自宋代的《太平惠民和劑局方》，由人參、白朮、茯苓、炙甘草、陳皮、山藥、炒扁豆、炒苡仁、砂仁、蓮子、桔梗、大棗十二味中藥組成。最初它是散劑，所以叫做「參苓白朮散」，不過現在已經做成了丸藥，各大中藥店都有售。

張燦玾教授也經常用參苓白朮散治癒脾虛引起的泄瀉。根據張老多年臨床運用本方的經驗，凡有明顯脾虛之症者，如吃飯不久就大便稀溏，或者每日大便次數多而稀溏，或者大便稀溏嚴重難以控制，另可見舌苔白滑，脈象較弱者均可使用本方。張老曾治癒一名因大劑量使用抗生素導致大便溏的老人，此人素有糖尿病、腦梗死、腦萎縮等老年病，食欲和體質都較差，服用參苓白朮散數日後便溏即止。

參苓白朮散是在四君子湯基礎上加上山藥、蓮子、炒扁豆、炒苡仁、砂仁、桔梗而成。四君子湯中的諸藥藥性平和，沒有峻烈之氣，

也沒有致邪傷正的因素。外加的炒苡仁和炒扁豆等，具有健脾除濕之功；山藥和蓮肉既可怡養脾胃之氣，又具有固澀之力，很適合用於治療泄瀉之病；桔梗的升提作用能使中氣得以上升。正是因為各味藥的共同作用，使參苓白朮散具有了益氣健脾，滲濕止瀉之功，對於脾虛濕盛所導致的消化不良、胃部脹滿、腸鳴腹瀉等症都有不錯的療效。

　　張老認為，泄瀉是由脾虛而致，患者本人的消化功能必然也受到了損害，腸胃中常有滯留之物，因此可在參苓白朮散中辨症加入平和的雞內金，既有消導的功能，又具有收澀的作用；腹瀉程度比較大的，可加入炒烏梅、煨肉蔻、煨草果加以固澀；脾胃虛寒較甚者，可酌量加入乾薑、附子等溫補脾腎之陽。

【健康回音壁】

　　對於脾虛引起的大便稀溏除了服用參苓白朮散外，還可以雞肉餛飩這一食療方來補脾胃。《本草綱目》記載：「黃雌雞肉五兩、白麵七兩，切肉做餛飩，下五味煮熟，空腹吃。每天一次。」可以治「脾胃弱乏，人萎黃瘦」。具體做法如下：準備雞肉150克，人參、黃芪各10克，紅棗6枚（去核）；先將雞肉剁碎做餡，和白麵做成餛飩；人參、紅棗、黃芪小火慢燉，以此湯煮餛飩，吃餛飩，喝湯。

仙桔湯主治脾虛濕熱型慢性腹瀉

【大師精華】

　　仙桔湯主治脾虛濕熱型慢性泄瀉。適用於久瀉便溏，夾有粘凍，

納呆腸鳴，腹脹隱痛，苔膩舌尖紅，脈象濡細等症（包括過敏性結腸炎、潰瘍性結腸炎、慢性痢疾等）。方劑組成：仙鶴草30克，桔梗、廣木香各6克，烏梅炭、甘草各5克，白槿花、炒白朮、白芍各10克，炒檳榔2克。

——朱良春《當代名醫臨症精華慢性腹瀉》

【國醫釋讀】

慢性腹瀉多次治療未能痊癒、反復發作的患者，從中醫辨症上往往既有脾虛氣弱的一面，又有濕熱滯留的存在，呈坦出虛實夾雜的徵象。對於這種慢性腹瀉，治療時既要補脾斂陰，又需清化濕熱，唯有如此才能取得效果。朱良春教授所擬的仙桔湯就是據此而設，主治脾虛濕熱型慢性腹瀉。

方中的仙鶴草為止血要藥，常用於咯血、吐血、衄血、便血及婦產科崩漏、月經過多等出血性疾患，除此之外它還有治痢、強壯之功。《滇南本草》稱其可「治毒白痢」。朱老指出，仙鶴草不僅可止瀉，還有助於恢復腸吸收功能，尤其對脾虛濕熱型慢性泄瀉最為有益，可說是一藥數效。桔梗在方藥中常被用其「升提之功」，不過在此取其排膿治痢之效。《別錄》記載它：「利五臟腸胃，補血氣……溫中消穀。」《本草備要》也稱其可治「下痢腹痛」，所以凡是大便溏瀉夾有黏凍者，用桔梗的效果很好。炒白朮和廣木香可健脾調氣；白芍、烏梅炭、甘草則可酸甘斂陰，善治瀉而緩腹痛，腹痛嚴重者可加重白芍和甘草的用量，白芍可用到15～30克。白槿花有清熱利濕涼血之功，能迅速改善下焦濕熱的症狀。炒檳榔本是散結破滯，下泄殺蟲之藥，如果小量使用則可行氣消脹，對泄瀉而腹脹明顯者頗有功

效。

脾虛濕熱久瀉者如果處理不當，往往會顧此失彼。甘味健脾之品，過用則助濕生熱；苦寒燥濕之屬，重用則會傷陽損陰。仙桔湯具健脾斂陰、清泄濕熱之功，對虛實夾雜的慢性腹瀉可補瀉並施，多能起到不錯療效。

【健康回音壁】

脾虛濕熱慢性腹瀉治療時應清熱利濕，現介紹一款食療方：馬齒莧粥。準備鮮馬齒莧60克，粳米60克，將馬齒莧洗淨去根後切碎，同粳米一起放入砂鍋內煮成粥。早晚各服食一次，連服3日。

藥粉加米粉，徐景藩善用散劑治泄瀉

【大師精華】

余在臨床上對一般脾虛久瀉患者，常用散劑配服，用炒白朮、炒蒼朮、懷山藥、茯苓、炙甘草等藥研極細末，過篩，加入2倍米粉，酌加白糖少許，根據病情而定劑量，一般每次用藥粉20克、米粉40克，淡水調勻，邊煮邊攪，煮熟呈糊狀服，既有治療功用，亦有營養價值。

——徐景藩《當代名醫臨症精華：慢性腹瀉》

【國醫釋讀】

一般來說，治療慢性腹瀉習慣用湯藥口服，但對於久瀉脾虛生濕的患者來說，徐景藩教授主張用散劑口服。為何久瀉脾虛生濕的患者

宜用散劑呢？徐老解釋，散劑可利用小腸吸收從而發揮藥效，並可黏附腸壁，減少腸腔內滲液。其實歷來不少醫家都很重視散劑的作用，《聖濟總錄》中說：「散者，漸漬而散解，其治在其中。」這裡的「其中」指的就是脾胃。

　　在散劑的選擇上，徐老常用炒白朮、炒蒼朮、懷山藥、茯苓、炙甘草等藥，與米粉及少量白糖混合而成。炒白朮可健脾止瀉；炒蒼朮可燥濕健脾；懷山藥就是我們平時吃的山藥，它有澱粉酶、多酚氧化酶等物質，有利於脾胃消化吸收功能，是一味平補脾胃的藥食兩用之品；茯苓可健脾，對腹瀉的氣虛脾弱病人有扶脾益氣的作用；炙甘草則具有補脾和胃，益氣複脈的作用。這幾味藥與米粉一起製成散劑，既可當成具營養價值的飲食，又可作為一種治病的方式，可謂一箭雙雕。

【健康回音壁】

　　慢性腹瀉患者的飲食宜精心配製，靈活掌握。一般飲食原則應少油膩、少渣滓、高蛋白、高熱量、高維生素。烹調方法以蒸、燉、煮、燴為主，忌用炸、爆、煎製菜肴。優質蛋白質食物中魚、瘦肉、蛋類及各種豆製品少油膩、富營養，可適當選用。為了增加維生素C又不使腹瀉加劇，可選用含纖維素少的水果，如香蕉、鳳梨、蘋果泥或煮熟的蘋果。

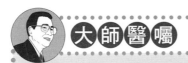

大師醫囑

　　顏德馨教授建議慢性腹瀉患者平時要慎防風寒濕邪侵襲，定時定量進食，不食用不潔的食物，也不暴飲暴食；少吃肥甘

厚味，避免生冷水果及咖啡、巧克力等黏滑甜品。此外，患者還忌食難消化或潤腸的食物，比如鳳梨、韭菜、梨等。生活中，患者還要注意加強體育鍛煉，並注意保持樂觀的心情，減少精神壓力。

第十二章 失眠國醫方，讓您安然一覺到天亮

國醫坐診

　　失眠，在傳統中醫裡又稱為「不寐」，是一種經常性不能獲得正常睡眠的病症，主要為入眠困難，或睡眠時間不足，或睡眠不深以致醒後疲倦，嚴重者可徹夜不眠。造成失眠的原因有很多種，顏德馨教授總結前人經驗，將其歸納為五大類。

　　1.七情內傷：大致有三種情況，一種是肝氣鬱結，鬱而化火，沖激肝魂，魂搖則睡臥不寧；一種是心火素盛，稍有怫鬱，心火擾動而致不寐；還有一種是平日多思多慮，損傷心脾，以致神不守舍，心神失養。

　　2.肝鬱血瘀：肝藏魂，主疏泄；心藏神，主血脈。如思慮不遂，精神抑鬱，以致肝氣不達，血氣失暢，淤阻血脈，心神失養而失眠。

　　3.久病、年老以及稟賦不足：久病或年邁的人往往氣血虧虛，營氣不足，營主血，血虛則心失所養，神不守舍，以致失眠。

　　4.飲食不節：飲食不節，致使脾胃受傷，宿食停滯，釀生痰熱，胃氣不和，陽氣浮越於外而夜寐不安。

　　5.暴受驚駭：突然受驚嚇，神魂不寧，恐懼不安，以致夜不安

寐，或者本身即心膽虛怯之人，遇事易驚，於是夜睡不酣，亂夢紛擾。

方和謙教授認為，現代人由於生活節奏加快，競爭程度加強，人們的心理壓力越來越大，但各人心理承受能力不盡相同，從而產生這樣那樣的心理障礙，這是當前就診的多數不寐的誘發原因。從中醫理論上講，不寐是由於人體內在氣血、精神、臟腑功能失調，為七情致病，屬內傷的範疇。臟腑功能失調不外思慮過度傷及心、脾、胃、腎；導致心腎陰虛、心腎不交、心神失養，陰虛火旺、熱擾心神、心膽氣虛、胃中不和影響睡眠。

顏德馨教授認為，雖然失眠的病因很多，涉及五臟六腑，但其病機則主要與營衛氣血運行失度密切相關。患者往往先是由情志失調失眠，繼而失眠反過來又加劇了情志的混亂，造成氣血失衡。因此，治療失眠關鍵在於調暢臟腑氣血，而在臟腑中肝是主謀慮、疏泄和藏魂的，與氣血調暢的關係最為密切，於是「治肝為先，調暢氣血樞機」就成了治療頑固性不寐的最佳方法。

路老百麥安神飲，滋陰降火來安眠

【大師精華】

百麥安神飲：百合、淮小麥各30克，蓮肉、夜交藤各15克，大棗10克，甘草6克。上藥以冷水浸泡半小時，加水至500毫升，煮沸20分鐘，濾汁，存入暖瓶內，不分次數，欲飲水時即取此藥液飲之。

——路志正《路志正醫林集腋》

【國醫釋讀】

失眠在臨床上以女性較為多見，很多人往往幾經周折，遍服諸藥後，不是見效較慢，就是失眠時好時壞，一方面患者本人因為失眠的困擾倍感痛苦，另一方面醫者也因此頗感棘手。此時，如果能辨症失眠屬於心陰不足或氣陰兩虛者，可試試路志正教授推薦的百麥安神飲。雖然藥少量輕，但常能在數劑之內見效。這種類型的失眠常伴有心煩易躁、悲傷欲哭、善驚易恐、心悸氣短、多汗、時欲嘆息、舌淡紅或嫩紅、脈細弱或細數無力等症。

路老認為，此病在臨床上以虛多邪少者多見，而且一般病程較長，因此治療上不能魯莽行事，急於求成。如果因為氣陰兩虛而過用重劑滋補，不但藥過病所，而且可能引起諸如胸悶、脘痞、腹脹、納呆等不良反應。如果因為其有邪而攻之，會進一步損傷正氣，加重病情。所以必須從虛多邪少、功能失常這一點著眼治療，循序漸進地進行，以清淡、輕靈、活潑、流動之品，斡旋其樞機，調整其功能，補虛而不助邪，祛邪而不傷正。

正是從這個角度出發，路老推薦了「百麥安神飲」。百麥安神飲取自《金匱要略》甘麥大棗湯與百合湯之意，再加上蓮肉和夜交藤。其中的淮小麥、甘草能夠益心脾之氣，蓮肉、百合、大棗則可養血和營；以百合微寒之性，清內蘊之虛熱，且淮小麥、百合、蓮肉、夜交藤、大棗諸藥均有安神定志的作用。諸藥合用，共奏養心陰、益心氣、清虛熱、緩諸急、安神定志之功。百麥安神飲養陰為主，輔以安神之劑，治療心陰不足、虛熱內擾之失眠及臟躁（更年期綜合症）療效都不錯。

【健康回音壁】

很多人到了更年期，情緒上會出現不穩定、暴躁，失眠等現象，這時就可用甘麥大棗湯來調理一下。《金匱要略》說：「婦人臟躁，喜悲傷，欲哭，象如神靈所作，數欠伸，甘麥大棗湯主之。」甘麥大棗湯不僅能治療女人的臟躁，還很適合大多數正深陷更年期煩惱的男人。

製作方法也很簡單，準備小麥15～30克，甘草9克，大棗5枚，先洗淨小麥，漂去浮末，然後用適量清水煮這三味藥。用小火慢慢熬，煮沸後去渣就可以喝了，最後還可以把大棗吃掉。喝湯時要注意，不要一天3次跟服藥似的一鼓作氣喝下去，而是沒事時就喝幾口，慢慢喝。製作時，也可用麵粉代替小麥，一份用1湯匙即可。可以把麵粉先用涼開水調成稠糊狀，等甘草和大棗煎好後，再倒入湯中並和勻麵糊。

溫灸湧泉，寧心安神好睡眠

【大師精華】

湧泉為足少陰腎經井穴，脈氣之所出，又為腎經子穴，失眠取湧泉穴，可瀉虛陽浮火，溫入心腎，恰如交泰丸中黃連、肉桂之意，有引火歸元之妙。

——賀普仁《灸具灸法》

【國醫釋讀】

中醫學稱失眠為「不寐」，相當於現代醫學的「神經衰弱」。失眠的病因很多，諸如情志內傷、思慮太過、房勞過度、驚恐傷腎、飲

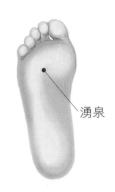

湧泉

食不節等，以至於陽不入陰、神不守舍。所以治療時應當溫養諸臟、鎮驚熄風、寧心安神。

賀普仁教授指出。艾灸湧泉穴對失眠症很有幫助，它能夠補虛祛邪、寧心安神。湧泉穴是人體足少陰腎經上的井穴，位於足底中線前、中三分之一交點處，如果把腳趾彎曲，腳底前凹陷的地方即是。艾灸它可滋陰降火、寧心安神，有引火歸元之妙。而且這種方法具有無藥物毒副作用的優點，很值得臨床推廣。

某患者去賀老處就診時已經失眠3個月，沒有明顯誘因而出現入睡困難，入睡後夢多容易醒，每晚斷續睡眠不足4小時；同時，患者還伴有頭暈、心慌、耳鳴、口乾、腰膝酸軟、陣發汗出等症狀。賀老診斷為不寐，屬陰虛火旺型，治療時給予湧泉穴艾條懸灸，溫和灸30分鐘，直到灸處的皮膚潮紅，以患者自覺溫熱能耐受為度。當晚這種方法就見了療效，患者持續睡眠6小時。後來，患者回家後睡前連灸10天，睡眠逐漸恢復正常。

【健康回音壁】

在寒冷的天氣裡，很多老人有每日泡腳的習慣，泡完之後既能解乏又能促進睡眠。湧泉穴正好位於腳底，因此對它的保健，也可採用泡腳的方法。

泡腳時最好選擇木桶，這樣一是可以接自然之氣，二是能將小腿也泡到。小腿上是足三陰和足三陽經絡循行的地方，浸泡小腿能全面調理人體的功能狀態。在木桶的底部可平鋪一層大小均勻的石頭，這樣泡腳時就可以順便做做足底按摩，對整個足底的穴位進行按摩刺

激。水中還可撒上艾葉和紅花，幫助通經活絡。當然，具體藥物可根據不同的身體情況來選擇。

泡腳的時間以15～20分鐘為宜，水涼後需要不斷地續加熱水。如果是身體比較虛弱的人，則不宜太長時間泡腳。

早晚吃核桃防治神經衰弱

【大師精華】

核桃是一種很好的補藥，它不僅含有磷、鎂、鐵、錳、鈣、維生素及蛋白質等營養物質，而且脂肪含量很高，特別對大腦神經有補益作用，故可以治療神經衰弱。凡有頭暈、失眠、健忘、心悸、腰膝酸軟等症狀的人，可每天早晚各吃核桃20～30克。

——何任《何任臨床經驗輯要》

【國醫釋讀】

神經衰弱是引起失眠的一種原因，患者在臨床上除了失眠的症狀外，通常還伴有頭暈、健忘、注意力不集中等症。俗話說「藥補不如食補，藥療不如食療」，對於神經衰弱這類老年人常見病，要善於從日常飲食中發現防治方法。

在何任教授眼裡，核桃不僅是美味可口的乾果，還是神經衰弱者的食療佳方。中醫認為，核桃仁性溫、味甘，入肺、腎、大腸三經。《本草綱目》中記載核桃仁有「補氣養血，潤燥化痰，益命門，利三焦，溫肺潤腸」的功效。按照中醫「以形補形」之說，核桃仁從外形

來看很像人大腦的溝回，對人的腦部有特別的補益作用。研究發現，核桃中含有豐富的不飽和脂肪酸，這種物質不僅能預防動脈粥樣硬化、腦血管病，而且是構成大腦細胞的重要物質之一。神經衰弱症患者吃了核桃，可有效改善失眠、腦力不足、精力疲乏的症狀。

核桃有多種吃法，可生吃、水煮、燒菜、糖蘸、煮粥、浸酒等，也可製成核桃粉、核桃仁蜜餞、核桃仁糕點和糖果。不過，需要注意的是，如果想讓核桃仁發揮更好的補養功效，最好能保持它的原汁原味，少做些加工。通常情況下，可以直接生吃核桃仁，不喜歡的人可以直接水煮，或者放入大米和小米一起熬粥喝。

食用核桃也有一定的禁忌，泄瀉便溏者不宜多吃，陰虛火旺和痰火積熱者忌吃。

【健康回音壁】

鮮奶核桃粥是一款適用於老年人因肝氣虛損而致失眠多夢的保健佳品。製作方法如下：準備油炸核桃仁、粳米各100克，生核桃仁30克，鮮牛奶300毫升，白糖適量；將洗淨的粳米浸泡一小時後和油炸核桃仁、生核桃仁、牛奶一起放入攪拌機中磨成漿，用篩過濾後取漿備用；鍋中放入清水和白糖，燒沸後濾淨雜質，再次煮沸後將核桃牛奶漿倒入鍋內，並不斷攪動成糊，小火煮熟後即可食用。

血府逐瘀湯疏通血氣，治療頑固性失眠

【大師精華】

凡夜不能睡，或夜睡夢多，或夢遊夢囈，服養血安神藥無效者，均可取血府逐瘀湯以化瘀通脈，疏暢血氣，俾神得血養，不安神而神自安。

——顏德馨《顏德馨臨床經驗輯要》

【國醫釋讀】

血府逐淤湯出自《醫林改錯》，是王清任在繼承歷代醫學成就的基礎上，經過數十年的臨床實踐所創立的。本方由當歸、生地、桃仁、紅花、枳殼、赤芍、柴胡、甘草、桔梗、川芎、牛膝組成，有活血化瘀、理氣行滯、調暢氣血的作用。

顏德馨教授提出了調氣活血為主的「衡法治則」，這一理論的原理在於利用調氣活血藥物的作用，疏通氣血，調節氣機升降，平衡氣血陰陽，改善人體內環境，使淤血去、血脈暢，改善局部乃至全身的血液循環，促進氣血順暢，使人體在新基礎上達到陰陽平衡，從而廣泛地治療「久病」與「怪病」，有病可治，無病防病。血府逐瘀湯既能活血，又可理氣，臨床上，顏老善用血府逐瘀湯治療各種疑難病症，隨症加減，常獲良效。

有一名42歲患者，失眠已兩年有餘，他整夜無法安睡，即便小睡一會兒也會亂夢紛紜，同時伴有頭暈、頭痛，無法集中精神。顏老發現他面色黧黑少華，精神不振，皮膚甲錯，胸背部有很多汗斑，舌紫苔黃膩，脈弦細，經辨症屬瘀滯脈絡，血不養神所致。顏老給出血府

逐瘀湯加30克磁石的方劑，患者服用1劑後反倒出現興奮難以入睡的現象，到第2劑時才出現好轉，14劑後患者已經可安眠5～6小時，肌膚甲錯和汗斑現象也逐漸消退。

對於頑固失眠一症，顏老每從瘀論治，他認為心主血脈，藏神，如果瘀血阻於血脈，血氣不和，血不養神，那麼人在晚上就不容易入睡。凡是夜晚無法安睡，或者夜睡夢多，或者夢遊說夢話，服用養血安神藥物無效者，都可用血府逐瘀湯來化瘀通脈，疏通血氣，使神得以血養而安神。

【健康回音壁】

在《醫林改錯》中血府逐淤湯所治的胸中血府血瘀之症，具體包括哪些呢？以下選擇王清任的五條經驗介紹給大家。

1.**頭痛**：頭痛有外感，必有發熱，惡寒之表症，發散可癒；有積熱，必舌乾、口渴，用承氣可癒；有氣虛，必似痛不痛，用參耆可癒。查患頭痛者，無表症，無裡症，無氣虛、痰飲等症，忽犯忽好，百方下放，用此方一劑而癒。

2.**胸疼**：胸疼在前面，用木金散可癒；後通背亦疼，用瓜蔞薤白白酒湯可癒。在傷寒，用瓜蔞、陷胸、柴胡等，皆可癒。有忽然胸疼，前方皆不應，用此方一付，疼立止。

3.**胸不任物**：江西巡撫阿霖公，年74，夜臥露胸可睡，蓋一層布壓則不能睡，已經7年。召余診之，此方五付痊癒。

4.**胸任重物**：一女22歲，夜臥令僕婦坐於胸，方睡，已經二年，余亦用此方，三付而癒。

5.**天亮出汗**：醒後出汗，名曰自汗；因出汗醒，名曰盜汗，盜散

人之氣血,此是千古不易之定論,竟有用補氣固表、滋陰降火,服之不效,而反加重者,不知血瘀亦令人自汗、盜汗。用血府逐淤湯,一、兩付而汗止。

虛煩失眠,煎碗酸棗仁濃湯

【大師精華】

酸棗仁20克,加水100毫升,濃煎至15～20毫升,臨睡前20分鐘服下。

——郭子光《郭子光養生新論》

【國醫釋讀】

現代人生活工作壓力大,情緒上的變化會影響到身體健康。如果肝血不足,虛熱內擾,血不養心,老人很容易出現失眠,同時還會伴有頭暈目眩、心悸盜汗、咽乾口燥等症狀。而且老人的身體狀況比年輕人虛弱,採用食療的方法治療失眠更為安全。

郭子光教授推薦了一款酸棗仁濃湯,製作起來比較簡單,效果也很不錯。酸棗仁又叫棗仁、酸棗核,是中醫治失眠最常用的一味藥。宋代《太平聖惠方》中就有「酸棗仁粥」治療「骨蒸(虛熱),心煩不得眠臥」的記載;元朝名醫朱丹溪指出:「血不歸脾而睡臥不寧者,宜用此(酸棗仁)大補心脾,則血歸脾而五臟安和,睡臥自寧。」《本草經疏》認為酸棗仁「實酸平,仁則兼甘;專補肝膽,亦複醒脾;熟則芳香,香氣入脾,故能歸脾;能補膽氣,故可溫膽;母

子之氣相通，故亦主虛煩、煩心不得眠」。

現代藥理研究表明，酸棗仁能抑制中樞神經系統，有明顯的鎮靜、催眠作用，它所含的酸棗仁皂苷A、黃酮是改善睡眠的主要有效成分。中藥方劑中，酸棗仁多用於配方，但單獨煮湯也有佳效。

有失眠困擾的人，平時可1日3次常規服用酸棗仁濃湯，不過最後一次服用時需要在睡前15分鐘，這樣更有助於睡眠。同時，注意睡前的1小時不要吸煙飲茶，也不要看刺激性書報、電影、電視等，最好能以氣功取代此類活動。睡覺前也不宜吃東西，如果感到饑餓可喝一杯牛奶，止飢又助睡。

【健康回音壁】

歷代中醫在運用中藥治失眠時，十分講究辨症用藥，誕生了很多治療失眠的經典方劑，酸棗仁湯就是治療失眠的代表方劑之一。酸棗仁湯最早見於《金匱要略 血痹虛勞病》篇云：「虛勞虛煩不得眠，酸棗仁湯主之。」雖然名為酸棗仁湯，但它的組成不光有酸棗仁一味藥。具體來說，製作時需準備酸棗仁20克，茯苓10克，知母9克，川芎6克，甘草6克。水煎後，每日1劑，早晚分服。

方中酸棗仁可以養心益肝安神，治療心肝血虛引起的失眠健忘，多夢易醒；茯苓寧心安神；知母滋陰清熱；川芎調氣疏肝；甘草清熱和中，是中藥治失眠的經典名方。一般酸棗仁要治子時病，宜在晚上10點左右吃，一次的療程大約是兩個星期。

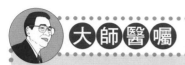
大師醫囑

　　中醫認為，失眠多因情志不遂耗傷心神，以致神情損傷引起。因此郭子光教授指出，失眠患者應該用以情制情法，首先排除困擾的原因，調節好自己的心態，並根據具體情況選用不同的養生方法。入睡前可聽聽鎮靜、催眠的音樂來引導入眠，平時則以輕鬆、幽雅的樂聲來疏導情緒。從飲食上來看，失眠患者除了清淡飲食外，還應遠離辛辣厚味，可多食黑芝麻、核桃、首烏粥、桑葚粥等。吃飯不宜過飽，尤其是晚餐更要注意，晚餐後多散步。

第十三章 眩暈國醫方，還老人清醒的頭腦

 國醫坐診

作為一名腦病專家，張學文教授對於眩暈有極深入的研究，他指出：眩暈是指以頭暈目眩為主症的一種疾病。眩是眼目視物昏花不清，暈是頭暈旋轉。二者常同時並見，故統稱眩暈。眩暈輕者閉目即止，重者如坐舟車，旋轉不寧，站立不穩。可伴噁心嘔吐，甚則昏倒等症狀。包括現代醫學的梅尼埃綜合症、迷路炎、椎基底動脈供血不足、神經官能症、高血壓病、低血壓病等。

中醫臨診時習慣上將眩暈先分清標本虛實。本虛者以肝腎不足、心脾虧損為主；標實者則以肝風、火、痰、濕、濁為主。肝火內動、肝陽上擾眩暈者，常因煩勞、惱怒而眩暈，何任常選用逍遙散、天麻鉤藤飲、龍膽瀉肝湯等；濕痰壅遏所致眩暈者，常見頭腦暈兼閉塞，苔白膩，脈濡，何老常用二陳湯加減，或選用澤瀉湯、溫膽湯、半夏白朮天麻湯之類；體虛而嚴重眩暈者，兼有氣促、脈數、自汗不已的症狀，何老認為重用人參或黨參並六君子湯較為適宜；那些輕微眩暈，頭目不利者多是氣血虧虛而使肝陽上擾之輕症，何老常用川芎散、防風散之類見效。

路志正教授認為，不論
是外感六淫還是內傷七情均可
引起眩暈症。有些眩暈症還需
要從脾胃考慮整體治療，因為
「頭為諸陽之會」，十二經脈
的清陽之氣皆上注於頭，一旦
氣血減少就會影響到腦的溫煦
和滋養，而足太陰脾經和足陽
明胃經是清陽之氣的生成之
源，氣機升降的樞紐。如果脾
胃健運，水穀精微得以輸布，
清陽之氣得以上升，濁陰之氣
得以下降，就能令腦聰目明，
筋骨堅強。但如果勞倦過度，
損傷脾胃，就會影響到清陽之
氣的上升，從而導致元神之府
失養，出現頭暈目眩、耳鳴耳
聾等症。因此，對於這種病因
引起的眩暈症，必須從脾胃入
手整體考慮。

眩暈一病也有季節性，
方和謙教授認為春日多眩暈，
治療時應當從肝腎論治。五臟
之中，肝主春，又具有升發之

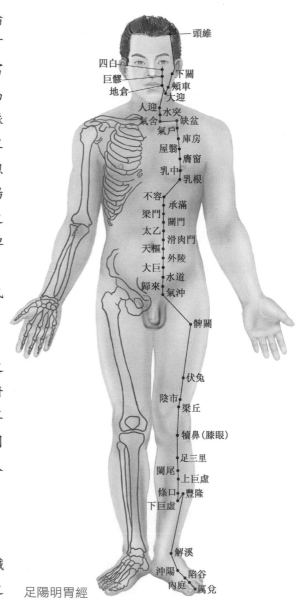

足陽明胃經

性，在春季如果不注意攝養之道，容易導致肝氣升散失當，失於疏泄不能暢達，木鬱陽亢，化火生風，上擾清竅，從而致眩暈發作。而腦竅為髓海，腎主藏精、生髓而通於腦，且肝腎同源，精血互生，若腎精虧損，腦竅失養，或肝鬱化火傷陰，陰虛陽亢，導致下虛上實，也會發為眩暈。

肝為風木之臟，肝之陰陽失衡，陽亢於上，陰虧於下，則見上盛下虛之眩暈。上盛者方老常用天麻鉤藤飲、逍遙散以疏肝平肝潛陽；下虛者則常用杞菊地黃湯、地黃飲子或滋補湯加減治療，用以調補肝腎，補下清上；對於肝鬱失疏，氣鬱化火，上擾清竅所致的眩暈，則以疏肝、養肝、調肝為主，方老常用逍遙散、和肝湯加減進行治療。

氣血不足引眩暈，賀老建議懸灸神庭穴

【大師精華】

頭為諸陽之會，腦為元神之府，神庭為督脈穴位，是督脈與足太陽、陽明經交會穴，用於治療各型眩暈，取得滿意療效。輕者只灸神庭即可見效，重者與辨症取穴針刺療法相結合，留針期間灸神庭。

——賀普仁《灸具灸法》

【國醫釋讀】

中醫上講「腦為元神之府」，從名稱上來理解，神庭穴就是「元神之府」最中心的地方。神庭穴在頭部，當前髮際正中直上0.5寸。賀普仁教授經常用艾灸神庭穴的方式治療各型的眩暈，有不錯的療效。

54歲的陳女士頭暈已經兩月餘，在賀老處求診時自述，兩月來頭暈沉，勞累則加重，嚴重時頭暈目眩如坐舟、坐車一樣，不能行走，同時伴有耳鳴，噁心欲吐，消化不好，大便溏薄等症。賀老觀察她，舌淡胖，邊有齒痕，脈沉細，測量血壓為90/60毫米汞柱。辨症屬脾虛，氣血化源不足，頭竅失養引起的眩暈。治療時，賀老一方面手持艾條，溫和懸灸神庭穴，以局部灼熱感為度，灸30分鐘，同時配合著針刺中院、風池穴。一次治療後，陳女士就感覺頭目清爽很多。後來每日一次，連治10天，眩暈未再發作。

關於神庭穴在治療眩暈上的作用，很多中醫文獻上都有記載。《備急千金要方》認為神庭穴「主頭風眩，善嘔煩滿」；《玉龍歌》記載：「頭風嘔吐眼昏花，穴取神庭始不差。」另外，神庭穴也曾作為禁灸穴記載在不少文獻中，如在《針灸甲乙經》就提到「禁不可刺，令人癲疾，目失睛，灸三壯」；《針灸逢源》也說「灸七壯，禁針，針令人發狂，目失睛」等。目前神庭穴已成為針刺常用穴位，並沒有特殊的禁忌，不過這些記錄至少也從另一方面提示我們，神庭穴作為灸穴已經使用了很長一段時間了，療效甚至可能優於針刺。

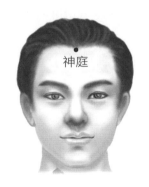

神庭

【健康回音壁】

對於眩暈的老年患者，除了要有適合的對症治療方外，還應格外注意休息。曾經發生過眩暈症狀的中老年人，平時要多運動，運動對於一側前庭功能嚴重損害性眩暈患者是很必要的。但需注意，運動時儘量不做轉體活動，以免誘引眩暈。

何任妙用經方，澤瀉湯治療支飲眩暈

【大師精華】

病人體質較胖，又嗜葷腥，據脈證為心下水飲之邪上乘清陽之位，故時時頭目昏昏然，且溲少便溏，顯見脾土欠健，宜瀉水氣而補脾土，予澤瀉湯投之，自能合拍。

——何任《何任醫學經驗集》

【國醫釋讀】

澤瀉湯出自張仲景的《金匱要略》，原方主治「心下有支飲，其人苦冒眩」。何任教授用此方治療濕痰壅遏者，療效不錯。

64歲的病患因終日昏昏然，不時出現眩暈症狀而到何老處診治。他平時喜進肥甘之物，自入秋以後出現了痰多之症，脘腹處還有塞滯感，小便少大便溏泄。雖然服藥不少，但卻沒有什麼療效。何老診斷時，發現他脈濡，苔白，綜合判斷後認為這種病治療時應先健脾燥濕，予以澤瀉湯治療，方用澤瀉15克，白朮9克。病患服藥15劑後，大便已成形，頭目昏暈的症狀也有所減輕。

眩暈症由於起病急，病程長，病因多樣，而且虛實夾雜，治療起來有些難度。不過，只要抓住辨症的要點分別論治，就能有不錯療效。有一部分的眩暈症患者是因為脾濕生痰、痰濕中阻，則清陽不升、濁陰不降引起的，對於這種飲邪中阻所致的眩暈症，治療應以祛痰飲、健脾胃為主。澤瀉湯為對症之方，方中的澤瀉味甘性寒，有利水滲濕、祛痰消腫的功效；白朮味甘性溫，有補脾益氣，運脾化濕的作用。兩味藥一陰一陽，一補一瀉，升降出入，相得益彰。

【健康回音壁】

痰濕中阻造成的眩暈症，也可選擇以下中成藥。

1.二陳丸：每次9克，每日3次。本藥健脾燥濕，化痰和胃，用治痰濕中阻引起的眩暈，噁心嘔吐。

2.半夏天麻丸：每次6克，每日2次。本藥健脾除濕，化痰熄風，用治痰濕中阻引起的眩暈，胸脘滿悶。

3.清暑解毒丸：每次7粒，每日2次。本藥清熱解暑，化痰開竅，用治暑濕挾痰阻於中焦引起的眩暈、心煩、口渴。

4.礞石滾痰丸：每次9克，每日2次。本藥逐痰散結，降火通便，用治實火頑痰所致的眩暈、胸脘堵悶，大便秘結。

程莘農取攢竹穴，善於清利頭目

【大師精華】

頭目昏脹取攢竹，攢竹能夠清利頭目，其刺法似蜻蜓點水。

——程莘農《程莘農教授選穴針刺法經驗》

【國醫釋讀】

攢竹穴位於眉毛內側的眉頭處，眶上切跡處，有醒竅祛風、清眩止痛的功效，臨床上常用此穴位治療頭痛、眉棱骨痛、目赤腫痛、目視不明、眼睛疲勞等常見的疾病，常用的眼保健操中也有一節指壓按摩攢竹穴。

程莘農教授認為針刺攢竹穴對頭目昏脹有不錯療效。《針灸甲乙

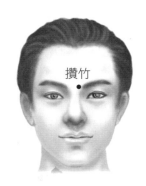

攢竹

經》記載：「頭風痛、眉頭痛、頸椎不可左右顧等症，攢竹主之。」《針灸大成》上說「攢竹穴主目，目眩、風眩等症」。現代研究也證實，針刺攢竹穴對改善頸性眩暈患者的椎基底動脈血流動力學有顯著作用。所謂頸性眩暈時指由於頸部的各種病變引起的眩暈綜合症，比如頸椎不穩、頸椎退變等，這些病變引起了椎基底動脈供血不足，從而影響到腦部的血液供應，以致出現眩暈的症狀。

【健康回音壁】

按摩攢竹穴時，可用雙手拇指的指腹分別按在兩側的穴位上，其餘的手指自然彎曲放鬆，指尖抵在前額上，力度以穴位處有輕微的酸脹感為宜。

桑葉陰乾做藥枕，治頭暈目糊

【大師精華】

民間以霜桑葉陰乾製枕，能治頭暈目糊，安神入眠，確有效果，早開「藥枕」之先河矣。

——顏德馨《跟名師學臨床系列叢書：顏德馨》

【國醫釋讀】

桑樹可說與我們的生活密切相關。桑葉不僅可用來飼養家蠶，

同時也是一味非常重要的中藥，尤其是在晚清時，桑葉的藥用頗為盛行。據《神農本草經》記載：「桑葉，主除寒熱、出汗。汁，解蜈蚣毒。」《本草經疏》記載：「桑葉味甘氣寒性無毒，下氣而益陰，又能除腳氣水腫，利大小腸，除風。經霜則兼得天地之清肅，故又得能明目而止渴；又能益血長髮，涼血止吐血。」

顏德馨教授在臨床上也喜用桑葉治療盜汗、陰虛內熱等症，同時，他認為民間用霜桑葉製作的藥枕，確實對頭暈目糊有效果，可以助人獲得好眠。什麼是霜桑葉呢？顧名思義，這種桑葉是在冬季落霜後採集加工而成的，經霜後的桑葉涼血清熱效用更為顯著，善於涼血燥濕、祛風明目，對頭目諸病都有不錯療效。明初著名醫家張壽頤曾說過：「桑葉，以老而經霜者為佳，欲其氣之全，力之厚也，故入藥用冬桑葉，亦曰霜桑葉。」

霜葉製成的藥枕屬於中醫「聞香治病」的外治方法。藥氣通過人的呼吸進入體內，透過肌膚進入臟腑，緩慢而持久地發揮藥效，非常適用於慢性病的調理。對於神經衰弱引起的失眠或是高血壓引起的頭暈目眩，都有一定療效。睡藥枕時，可在下面墊上一個普通的枕頭，藥枕的大小根據用藥數量多少來定，但仍需注意枕的高度和舒適度。

【健康回音壁】

顏德馨教授在治療盜汗時，也常單用桑葉。曾有一六旬患者，盜汗兩年有餘，只是覺得精神疲憊，沒有別的症狀。後來顏老就將霜桑葉研末後，讓她用蜜糖調服，早晚各服1次，每次1克，半月後就治癒。《醫學入門》記載：「思慮過度，以致心孔獨有汗出者……清霜第二番葉，帶霜採陰乾，或焙為末，米飲調服。」因為「陽加於陰謂

之汗」，而桑葉清涼能抑陽益陰，而走表位，因此有此良效。秦伯未先生也喜用桑葉治頭面出汗，可見桑葉止汗，確有淵源。

白木耳燉肉治脾腎不足所致的眩暈

【大師精華】

白木耳15克，瘦豬肉50克，紅棗10枚，冰糖適量；白木耳發泡擇淨，撕成小瓣，豬肉洗淨，切成小塊，與白木耳同放鍋中；冰糖砸碎、加水，放入鍋中，武火燒沸，文火燉熟透即成。補腎益中，適用於脾腎不足而引起的虛勞疾病，眩暈乏力，健忘等症。

——李輔仁《李輔仁治療老年病經驗》

【國醫釋讀】

眩暈一病在中醫看來多與肝、脾、腎疾病有關，其中肝與氣血機能有關，脾統血，氣血不足容易出現眩暈，腎開竅於耳，耳內的疾病很容易引發眩暈。飲食上過食肥甘厚味，影響到消化系統，或者過於勞累及久病造成的體質，為血管阻塞，影響到腦部的氣血循環，就會造成眩暈的發作。李輔仁教授認為白木耳燉肉有補腎益中的作用，對脾腎不足引起的眩暈乏力有輔助治療作用。

白木耳其實就是銀耳，乾燥的銀耳就像一朵白菊花，用水泡發後一小朵就可以發成一大碗。中醫認為銀耳味甘淡而性平，能潤肺養胃，滋陰生津，還可補脾開胃、益氣清腸，因為它不溫不寒，對那些氣血兩虛的老人很合適，因為這類人往往很難進補，吃人參或者桂圓

容易上火，吃龜膠、鱉甲膠則容易拉稀，而銀耳可以緩緩取效。

豬肉是我們經常食用的一種肉類，不過古代有的醫家對它的評價很低，說「凡肉皆補，惟豬肉無補」，其實這是不符合事實的。好在大多數醫家還是能比較客觀地指出，瘦肉有補肝益血，滋腎液，充胃汁，潤肌膚，止消渴，令人強壯的作用。豬肉的性質平和而偏涼，有滋陰清火之效。另外，從五畜與五行的配屬關係來看，豬肉屬水，而五臟之中腎屬水，腎與豬肉同類相屬，因此，豬肉也有補腎的作用。

白木耳燉肉中還要放上10顆紅棗，紅棗一向都是民間推崇的補血佳品，俗話說：「要想身體好，一天三個棗」，中醫認為，大棗養胃健脾、補血安神，可使氣血生化充足，改善血虛失眠的症狀。

【健康回音壁】

豬肉吃多了容易患心腦血管疾病，那麼如何避免這一隱患呢？其實我們只要注意烹調方法就可以了，向大家介紹一種長壽老人常用的豬肉食用法。先將豬肉煮上兩、三個小時，之後加入海帶或蘿蔔繼續煮一個小時，做成一種湯菜食用。有研究顯示，豬肉在經過長時間燉煮之後，其脂肪含量會降低30％～50％，不飽和脂肪酸也會增加，膽固醇的含量也會隨之降低，這樣就可避免吃豬肉會帶來患心腦血管疾病的風險了。

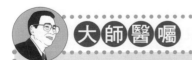
大師醫囑

眩暈一症的病因較為複雜，因此顏德馨教授建議老人在患病後應及時去醫院就診，弄清發病原因。平時，患者要保持心

情舒暢，注意生活應有節制，飲食宜清淡，避免食用濃茶、咖啡、酒、辣椒、韭菜等刺激性食物。

　　有些女性到了更年期也容易出現眩暈的症狀，班秀文教授建議，日常生活中患者最好避免太強烈的光線，避免太嘈雜的環境，保持生活環境的平和安靜。當眩暈發作時，要儘快平躺休息，避免頭部活動，以免摔倒造成其他身體傷害；眩暈症狀好轉後，要慢慢做一些頭部和肢體的活動，逐漸擺脫虛弱的身體狀態。

第十四章 老視、白內障國醫方，恢復眼前的清晰世界

 國醫坐診

　　俗話說「花不花，四十八」，這可是人們從長期生活實踐中總結出來的結論，意思是說，人在48歲左右（有的人提前幾年或推後幾年）眼睛就開始發花，往往感到自己的視力差了，在看書或者其他近處的東西時覺得有些模糊，尤其是晚上燈光暗淡時更覺字跡模糊。

　　人們在上了年紀之後，除了容易出現花眼外，還容易患上白內障。中醫古代沒有白內障這一病名，但是有圓翳內障、如銀內障等相關記載，並且在治療上取得了相當的發展。唐由之教授研究白內障多年，參考了大量中醫古籍文獻，積累了豐富的臨床經驗。他認為，白內障的晚期必須經過手術治療，而在發病初期可以通過藥物治療，不過，要根據不同病機採用不同的治療方法。一般來說，可分為以下幾類：

　　症屬肝腎不足，陰虛血少，目失涵養。此類型經常表現為：前見有點條狀陰影飄浮，視物昏花，或伴有耳鳴耳聾、腰酸足軟等，脈搏細數，舌質紅、少苔，治宜平補肝腎、滋陰明目。

　　症屬脾腎陽虛。此類的常見症狀是：雙目昏糊，視遠不清，眼前蠅飛蝶舞，瞳神內黃精有少許淡淡紋理，可見臉色發白，神疲體乏，

形寒肢冷，溺清便溏，或夜尿次頻，舌質淡嫩，脈沉細。

症屬肝虛血少，肝陰不足，陰不潛陽，陰虛陽亢。常見頭眩耳鳴，腰膝酸軟無力，眼乾，煩躁不眠，唇紅顴赤，津少口乾，口苦舌紅，脈弦，治以滋陰降火、育陰潛陽、養血明目。

白內障早期，除了用藥之外，還可用針刺療法，但必須由專業醫生進針，取穴風池、睛明、承泣、瞳子髎、絲竹空、臨泣、肝俞、脾俞等，每日取1～2穴，一般隔日行針一次。如果白內障已積久年深，針藥已難見效，則必須進行手術治療。白內障可以說是一個老齡化、退行性改變的疾病，唐老建議50歲以上的中老年人，每半年或一年應到醫院做一次眼睛檢查，以便早發現早治療。目前中西醫尚無法單用藥物根治白內障，須要通過手術治療。

唐由之教授改進金針撥障術治療眼疾

【大師精華】

原先的切口部位被人們稱為危險區，容易發生交感性眼炎、出血等，我研究了一本清代的中醫眼科著作叫《目經大成》，裡面記錄了「金針撥障術」的具體做法，仔細研究後，我決定在睫狀體的平坦部位找一個新切口，在這裡下刀，能有效防止術中出血和感染。

——唐由之《一根金針撥除眼障》

【國醫釋讀】

唐由之教授為著名的眼科專家，他於1974年用「白內障針撥術」

治好了毛主席的白內障。其實，金針撥障術是一種古老治療白內障的方法，在唐朝時就已經開始流行。簡而言之，這種手術是在眼睛上開一個小口，利用一根特殊的針穿透眼角膜緣深入到眼睛的內部，將混濁的物質撥到眼底，這樣一來視網膜沒有遮擋，人就能看清東西了。唐代大詩人白居易的一首詩中寫道：「案上漫鋪龍樹論，盒中虛貯決明丸；人間方藥應無益，爭得金篦試刮看。」據考，白居易四十多歲後即患眼疾，從這首七律中我們能看出，白居易當時正在閱讀眼科專書《龍樹論》，藥盒中存放著準備服用的「決明丸」，他考慮一旦服藥無效，就要求助「金篦」來刮除眼中的障翳，詩中的「金篦」指的就是金針撥障術。不過，過去的中醫眼科專家在進行這項手術時，由於歷史條件的限制，缺乏解剖、消毒的知識，造成術後的併發症很多。

在金針撥障術發明的一千多年後，唐由之教授改進了這項技術，大大降低了術後的感染率。唐老在1958年根據《目經大成》中描述的「針鋒就金位，去風輪於銳眥相半正中插入，毫髮無偏」，將這一進針部位反復進行測量和研究，首次提出將睫狀體平坦部作為內眼手術的切口部位，在當時這一部位還是手術的「危險區」，比國外在此處切口進行手術早了16年。

後來，唐由之教授又對古代「金針撥障術」加以改進，形成了獨具中醫特色的白內障治療手術——白內障針撥套出術、白內障針吸術，使古代的針撥術獲得了新的生命。由於這種手術時間短、恢復快、痛苦少，在上世紀60年代到80年代初被廣泛應用，但隨著科學技術的發展，現在有了更安全可靠的方法，所以金針撥障術也在上世紀90年代左右停止使用了。

【健康回音壁】

近代醫家根據白內障的致病原理，創制了一套保健按摩操，配合藥療效果更好。具體方法為：囑患者取坐位，施術者站其頭前側，首先用一指禪推法從睛明穴到攢竹穴，再沿眼眶做環形推摩治療，每側3～4分鐘，再按揉攢竹、承泣、睛明穴各半分鐘，然後按揉上眼眶下緣1分鐘，繼續按揉太陽、百會穴各1分鐘，隨即按揉兩側風池、翳明穴各1分鐘，再從風池穴而下至大椎穴，反復按摩5～7遍，然後拿肩井穴，點按心俞、肝俞、腎俞穴各1分鐘；囑患者仰臥，用拇指指腹點按豐隆、光明、血海、三陰交穴3～5分鐘，拿合谷穴，掐養老穴各1分鐘。

針灸睛明穴，益精養血治療白內障

【大師精華】

針刺睛明穴可改善眼睛周圍的局部血液循環，提高視神經的興奮性，調整視神經的功能……一般刺入1寸深，不行手法。

——賀普仁《中國現代百名中醫臨床家叢書：賀普仁》

【國醫釋讀】

睛明穴位於眼眶內上角，眼內眥旁1公分處，它是足太陽膀胱經上的起始穴，也是手太陽小腸經、足太陽膀胱經、足陽明胃經與陰陽蹻脈的交會穴，具有明目開竅、疏風清熱、通絡降逆的作用。中醫上常說「穴位所在，主治所及」，也就是說經絡所經過部位發生的疾

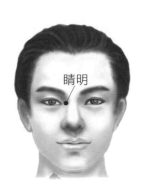

睛明

病，可以通過刺激該條經絡上的穴位來治療。因此，睛明穴可用於治療白內障、結膜炎等多種眼部疾病。

　　賀老曾治一名視物不清2年有餘的患者，患者已有80歲，雖然年高但體質健壯，近兩年來視力逐漸下降，給行動帶來了諸多不便，影響到日常生活。經外院診斷為「早期白內障」，賀老通過辨症，認為患者的眼疾是肝腎陰虛所導致，治療時應滋補肝腎、清睛明目。取睛明穴針刺，6次後患者的視力停止下降，後又繼續針治4次，視力逐漸清晰。

　　實驗研究表明，針刺睛明穴可改善眼周圍的局部血液循環，提高視神經的興奮性，調整視神經的功能。有研究者對此穴進行了解剖學上的分析，結果發現當針刺深度到達1.9公分時，針尖有可能刺傷到篩前動、靜脈，當深度在3.2公分時，有可能刺傷到篩後動、靜脈，因此賀普仁教授建議睛明穴的針刺深度不要超過1.5公分，通常情況下可刺入1寸深，不行手法。

【健康回音壁】

　　作為日常保健，睛明穴也可採用按摩的方式。輕閉雙眼，然後用大拇指的指尖輕輕掐按鼻樑旁邊與內眼角的中點，在骨上輕輕前後刮揉，以有酸、脹、輕微刺痛的感覺為度，每天左右兩穴位各刮揉一次，每次2～3分鐘。

治療老年性白內障，程老推薦四穴

【大師精華】

五臟六腑之精氣皆上注於目，因此治療目疾多採取多經取穴的方法……老年性白內障取四白、養老、曲池、太沖。

——程莘農《程莘農教授選穴針刺法經驗》

【國醫釋讀】

我們的眼睛能夠看到事物，辨別顏色，有賴於五臟六腑精氣的滋養，因此，《靈樞 大惑論》說：「五臟六腑之精氣皆上注於目而為之精。」這裡的「精」其實就是指眼睛的視覺功能。如果我們的臟腑功能失調，精氣不能充足地上注於目，就會影響到眼睛的正常功能。正是從這個方面考慮，程莘農教授在治療眼疾時，採用多經取穴的方式，常選擇四白、養老、曲池、太沖四穴治療。

四白穴位於下眼眶骨下面的凹陷處，直對瞳孔。取穴時，可以併攏食指和中指放在鼻子兩側，其中中指的位置靠近鼻子中端，大拇指

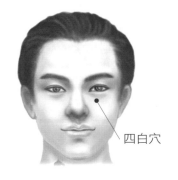

四白穴

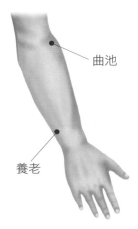

曲池

養老

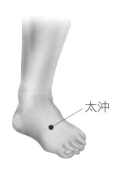

太沖

撐在下頜的凹陷處，食指所在的位置即是四白穴。四白穴是胃經上的穴位，胃經多氣多血，而這個穴位可謂是胃經循經的上口，因此刺激四白穴可將氣血引過來，有通經活絡、散風明目的作用，而且四白穴本身就在眼睛周圍，中醫上講「經脈所過，主治所及」，因此它對白內障患者有一定的幫助。

養老穴是指手太陽小腸經上的郄穴，定位在前臂背面尺側，在尺骨小頭近端橈側凹陷中。所謂郄穴是指經脈循行到四肢部位間隙處的穴位，它是經脈之氣會聚的地方，善於治理本經及其所屬臟腑的急病和重病。關於此穴的命名，《腧穴命名匯解》記載：「養老，益者為養，以其該穴主治目視不明，耳閉不聞，肩欲折，手不能上下。」因為針刺此穴有益於老年人健康，因此命為養老穴。

曲池穴位在手肘橫紋的外側端，屈肘成直角，在肘彎橫紋盡頭處。它屬於手陽明大腸經，陽明經也為多氣多血之經，加上它與手太陰肺經相表裡，肺主氣，可輸布精微，因此，手陽明大腸經上的穴位擅宣氣行血，散結逐瘀。曲池穴作為手陽明大腸經的合穴，活血化結的功效更為顯著。

太沖穴是足厥陰肝經上的穴位，在腳背上，第一、二蹠骨結合部之前的凹陷中。太沖穴是肝經的原穴（臟腑原氣會聚之處），具有雙向調節臟腑氣血的作用，《黃帝內經》中有「五臟六腑之有疾者，皆取其原」的記載，因此，刺激太沖穴可以治療和肝有關的各種疾病。「肝開竅於目」，所以此穴對治療白內障也有好處。

【健康回音壁】

有的老人本來有老花眼，可後來到了五、六十歲突然發現能看

清近物了，甚至還能做針線活兒，看似是一件幸運的事，實際上卻有可能是白內障的先兆。因為在白內障的早期，眼睛的晶狀體含水量增多，晶狀體膨脹變凸，增加了屈光力，原有的老花眼症狀就有可能減輕，且由於白內障的發展較為緩慢，很多老人可能在一段時間內維持較好的視力；不過，隨著晶狀體的混濁，視力勢必會再次下降。因此，提醒老年朋友在沒有治療的情況下，若發現自己的花眼減輕，要及時去醫院檢查。

轉睛、按承泣，讓你撥開雲霧見晴空

【大師精華】

開始是順時針，轉36次；然後反過來逆時針，轉36次。這樣長期堅持鍛煉，我相信它對好多病都有療效，不僅是白內障，對老花眼、近視眼都有治療和預防的作用。目得血而能視，它有了血才能看東西。揉承泣，直接對眼睛供應血液有幫助，所以保持眼睛的視力不下降。

——賀普仁《中華醫藥》

【國醫釋讀】

素有「神針」之稱的國醫大師賀普仁教授在80多歲時，仍活躍在針灸治病的第一線。別看賀教授年紀這麼大，扎起針來依然又穩又準。他之所以能做到這一點，除了手上有功夫之外，就是眼神出奇的好。其實，賀老早年間曾得過白內障。

　　30多年前，51歲的賀教授作為國際醫療援助隊成員，到非洲某國家工作了一年，去之前眼睛還好好的，回來之後就出問題了，看任何東西都覺得模糊。為什麼原先那麼好的視力會突然下降呢？原來，非洲的氣候炎熱，人特別容易出汗，而汗是血的一部分，目得血而能視，血供應不足，視力必然會下降。後來經過檢查，才知道這是輕度的白內障。在當時的條件下，白內障沒有什麼特效的治療方法，只能等徹底失明之後動手術換個晶體。賀老不想挨這一刀，他開始用中醫方法調理自己的眼睛。

　　賀老的方法很簡單，就是閉著眼睛，轉動眼球，開始先順時針轉36次，然後逆時針轉36次。轉完之後，用食指按住承泣穴（目視正前方，黑眼球正下方，眼眶骨上的這個點就是），反復揉搓。就用這兩種小方法，賀老不僅治好了白內障，而且讓視力比同齡人好很多。賀老指出，這種方法不僅能治療白內障，對老花眼、近視眼都有調理和預防的作用。

　　為什麼轉睛和按承泣穴能有如此神奇的護眼效果呢？中醫認為，「目受血而能視」，這裡的「血」不僅指血液，還包括由血液化生的各種營養物質，比如眼淚，眼睛只有在不斷接受這些物質的濡養後，才能保持和提高視力。而轉睛恰恰可以疏通絡脈，祛除瘀滯，使眼睛更順利地得到「血」的滋養。承泣穴是胃經上最靠近眼睛的穴位，中醫講「脾胃是後天之本，氣血生化之源」，因此按揉承泣穴能促使脾胃生化的氣血更多地注入眼睛，保持視力。眼睛在得到更多氣血的濡養

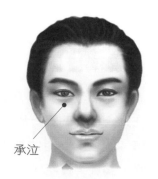

承泣

後，晶狀體不僅沒有瘀滯，也不容易變形，對預防白內障和老花眼、近視眼都有一定幫助。

【健康回音壁】

平時老人眼睛乾澀時，可用茶熏眼。具體的操作方法是，用一杯剛剛沏好的茶水，將一隻眼睛半閉著湊在杯口上，讓熱氣蒸熏，熏一刻鐘左右再換另一隻眼睛，每天至少熏一次，每次熏後會覺得眼睛十分清亮。為什麼呢？因為茶葉裡含有咖啡鹼、揮發油、維生素等物質，通過水蒸氣的傳導，這些成分對眼球壁中的脈絡膜、睫狀體和虹膜以及眼球內的晶狀體、玻璃體等結構起調節作用，使視網膜上的感光細胞發生的興奮沿著視神經傳入大腦皮層的視感中樞，產生清晰的視覺圖像。久之，必然會達到保護視力、治療某些眼病的目的。

紅杞蒸雞——適用於腎虛引起的視力減退

【大師精華】

枸杞子15克，母雞一隻（3斤），紹興酒15克，胡椒麵3克，薑、蔥、味精、鹽各適量。雞洗淨，枸杞子洗淨，薑切大片，蔥剖開切成節；將雞用開水汆後，瀝淨水分，把枸杞子裝入雞腹內，腹部向上，擺上薑、蔥、鹽、酒、胡椒麵、高湯，用濕棉紙封口，武火蒸2小時，揭去紙，揀去蔥、薑，放入味精，調好即成。滋補肝腎，適用於男女腎虛，腰膝酸軟，頭昏耳鳴，視力減退等症。

——李輔仁《李輔仁老年病獨特治驗》

【國醫釋讀】

視力一直正常的人，不管是看遠處還是看近處都很清晰，可是到了四、五十歲，看遠處物品和文字還是清晰的，但讀書看報要放得遠一些才能看清楚。人們一般都知道這是有了老花眼，也就是老視。

在中醫看來，老花眼是由於人上了年紀之後，氣血漸衰，肝腎精氣虧損，不能榮養眼目所致。如果平時注重眼睛的保健，可以在一定程度上延緩眼睛的衰老速度。李輔仁教授在介紹食療養生時，認為紅杞蒸雞適用於因腎虛引起的視力減退等症。

很早之前，人們就懂得枸杞的養生功能，認為常吃枸杞能「堅筋骨、耐寒暑」，生活中不少人喜歡用枸杞子泡茶、泡酒或者煲湯。中醫認為，枸杞子甘平，滑潤多脂，為滋腎養肝、益精生津之妙品，一些中藥方也常用枸杞配伍治療腰膝酸軟、腎陰不足的症狀。

雞肉具有溫中益氣、補精填髓、益五臟、補虛損的作用，也是我們生活中常用的滋補佳品，而母雞則更是具有益氣養血、健脾補虛的功用，適合陰虛、氣虛的人滋補，而且相比公雞來說，母雞肉更加老少皆宜，尤其適合體質虛弱的老年人。值得注意的是，雞頭和臀尖中容易積累毒素，在做紅杞蒸雞時最好棄之不吃。

【健康回音壁】

單獨服用枸杞對腎虛引起的老花眼也有好處。在此為大家推薦一種特別簡單的方式，那就是「嚼」，因為我們在嚼的過程中嘴裡會產生唾液。中醫認為，唾液是津液所化，古人給予「金津玉液」、「玉泉」、「甘露」等美稱。《紅爐點雪》中說，津液如果到了腎，就有生精的作用。當我們咀嚼枸杞時，除了枸杞本身的功用之外，唾液還

能將枸杞的精華引到腎裡面，這樣就能更好地補腎生精了。

嚼食枸杞，一般每天2-3次，每次10克即可。枸杞算是比較好吃的中藥了，味道甘美，咀嚼時要慢慢嚼，儘量享受這個過程，而且咀嚼的時間一長，還會產生更多的津液，更有利於人體吸收。

配戴老花鏡，唐老建議兩三年一更換

【大師精華】

一般來講，45歲以上的人就要配戴老花鏡，之後每兩三年就要重新檢查配一副新的眼鏡。

——唐由之《養生堂》

【國醫釋讀】

不少中老年朋友在出現看東西模糊的症狀時，不願意接受花眼的事實，強自忍受著不去配眼鏡。還有的老人在配上眼鏡後，一副眼鏡「情有獨鍾」地用到底。這兩種做法都是不對的。老花眼是一種退行性的改變，如果強撐著不戴眼鏡反而會產生頭暈眼脹等症狀，而且，花眼的度數和年齡相關，當年齡增長時，花眼的度數也會隨之變化。

通常的規律是，如果老人年輕時沒有近視、散光等症，到了45歲左右，大概需要配戴+1.5屈光度（俗稱150度）的眼鏡；50歲左右，約需佩戴+2屈光度（俗稱200度）的眼鏡；60歲以上約需+3屈光度（俗稱300度）的眼鏡。因此，正如唐由之教授說的那樣，配上老花鏡的朋友每隔兩三年就要到醫院檢查一下視力，重新佩戴一副合適的眼鏡。

想要一勞永逸地只戴一副眼鏡是不可能的，因為眼睛的退化一般是客觀且規律的。

有的老人在戴了眼鏡後發現眼睛還是一天比一天花，於是就有了配戴眼鏡會讓眼睛更花的錯誤認識。其實，即便不戴眼鏡也阻止不了老花度數的發展，相反，不戴眼鏡還會給生活帶來許多不便，並引起視疲勞、視物模糊等症，甚至會加速眼睛老花的程度。因此，戴一副合適度數的花鏡是非常必要的。

【健康回音壁】

有的老人在視力變差時喜歡用放大鏡讀書看報，本來，這樣做也沒什麼不妥，但是有的人做得太過極端，因為有了放大鏡，就處處用放大鏡，即使眼睛花了也不戴老花鏡。雖然放大鏡和老花鏡都屬於凸透鏡，對物體有放大的效果，但是老花鏡的度數是根據眼睛的具體情況量身訂做的，這和放大鏡有著本質的區別。使用老花鏡一方面能讓老人看清書上的字，另一方面還能有維持視力、保護眼睛的作用，而放大鏡只適合老人在某些場合或特殊情況下臨時使用，它起不到保護眼睛的作用。

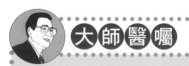

大師醫囑

作為一名眼科醫生，唐由之教授也向大家提供了一些眼睛保護的辦法。

首先，很多人在步入老年後，比以前更有時間看書、學習，這時一定要保證光線的充足，在傍晚和清晨要早點開燈。

值得注意的是，光線最好從自己面前的左上方照射到書桌上，這樣一則能保證光線充足，二則當自己在書寫時能夠避免手遮擋住光線。其次，雖然強調保護眼睛時要光線充足，但光線也不能太強，尤其是在活動時，如果光線太強不妨戴上太陽眼鏡，給眼睛加一層保護膜。再次，注意眼睛的遠近調節，比如看書、讀報、看電視等，持續45分鐘左右後要向遠處眺望一會兒，緩解眼睛疲勞，雖然這是老生常談，但還是要強調一下，人們熟知的養生知識如果不去遵守，再好的方法也是無用的。最後，大家也要注意眼部衛生，避免髒手揉眼，尤其是在做眼睛保健操時一定要注意手的衛生。

第十五章 白髮、脫髮國醫方，年齡大了不顯老態

 國 醫 坐 診

　　顏德馨教授是一位對氣血理論有著精深研究的國醫大師，他跳出了中醫過去補腎治脫髮思維的束縛，認為脫髮與血氣盛衰有關，故當「從血分藥中求之」。在解釋其中原理時，他引用了《巢氏病源》的說法：「足少陰腎之經也，其華在髮，沖任之脈，為十二經之海，謂之血海，其別絡上唇口，若血盛則榮於頭髮，故鬚髮美，若血氣衰弱，經脈虛竭不能榮潤，故鬚髮脫落……若血氣盛則腎氣強，腎氣強則骨髓充滿，故髮潤而黑，若血氣虛則腎氣弱，腎氣弱則骨髓枯竭，故髮變白而脫落。」在這一理論基礎上，顏老創制了由側柏葉和當歸組成的「生髮丸」。

　　對於禿頂患者，他主張用外洗法（川槁本、白芷、蘄艾、藿香、荊芥、防風、川芎各9克），效果比較理想。另外，對於血瘀型的脫髮患者，顏老多用活血化瘀或補腎化瘀的療法，此類患者多見於病後或術後引起的脫髮。

程式梳頭拿五經，白髮轉黑不是夢

【大師精華】

爺爺（程莘農）梳頭可不是用梳子，是用手指，而且不是普通的梳髮，是「拿五經」。

——程莘農《百年程氏養生經》

【國醫釋讀】

程氏傳人程凱教授說：「程老曾經頭髮是雪白的，可現在又變為了灰黑色，這是為什麼呢？秘密便在於這個百會穴。」據介紹，這是程莘農教授運用「拿五經」梳頭按摩百會的結果。

「拿五經」梳頭方法如下：先將五個指頭張開，分別放在頭部前面的髮際督脈、膀胱經、膽經的循行線上（中指位於頭部正中的督脈線上，食指和無名指位於頭部正中與額角之間內1/3處的膀胱經線上，

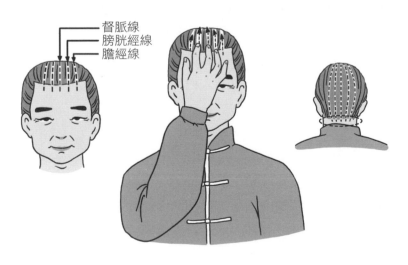

督脈線
膀胱經線
膽經線

拇指與小指位於頭部正中與額角之間外1/3處的膽經線上）。五指指
尖立起，用力點按5～10秒，使點按處出現明顯的酸脹感，再原處揉
20秒，這叫做點揉法；然後指尖放鬆，五指垂直向上移動約半公分的
距離，再次用力點按，如此反復點按，自前髮際一直點按至後頭部顱
底，計為一次，共點按20～30次。按揉時如遇某個部位的疼痛感較為
明顯，可將揉法加到1分鐘，然後繼續如上操作。

中醫認為「髮為血之餘」，經常梳髮刺激頭皮能促進髮根處的血
液循環，使毛母角化細胞和毛母色素細胞得到充分營養，可以堅固髮
根、黑潤髮色。不過，一般用手指沿頭皮向後梳會帶下頭髮，尤其是
本身頭髮花白或已有脫髮症的人更是不合適。程老梳頭的方式與眾不
同，他利用手指達到了梳頭的目的，還有養生功效。

拿五經的方法，不僅有助於白髮轉黑，還可醒腦安神。中醫認
為，頭為「諸陽之首」，是人體的主宰，人體所有陽經均上達於頭
面，所有陰經的經別合入相表裡的陰經之後均到達頭面，並且這些經
脈通過頭頂的5條經脈匯於百會穴，起著運行氣血、濡養全身、抗禦
外邪、溝通表裡上下的重要作用，而且頭部還有穴位40多個、刺激區
十餘處，常刺激能疏通經絡，增強血液循環，改善顱內營養，有醒腦
提神和養腦安神的作用，既可讓人白天精神旺盛，又可讓人晚上睡眠
安穩。

【健康回音壁】

敲打腦部也可刺激頭皮，並有提神、醒腦的效果。敲打時，可手
握空拳從額頭的髮際線處，沿著頭部的中線向後敲打，一直到腦後的
髮際線，然後再繞到一側耳尖處，經過太陽穴後，回到起點處，繼續

向腦後敲打，不過這次就要繞到另一側的耳尖處了。平時感到頭腦疲勞時，就可以這樣來回敲上十幾次。

顏老創「生髮丸」，解決老人脫髮煩惱

【大師精華】

髮為血之餘，當從血分求之。生髮丸主之。側柏葉120克，當歸60克，兩味焙乾，研為細末，水泛為丸，如梧桐子大，每晨以淡鹽湯送下9克，連續服用20天為一療程。

——顏德馨《活血化瘀療法臨床實踐》

【國醫釋讀】

趙先生50歲了，以前一直都有胃病。有年秋天感冒發燒後，就開始了脫髮歷程。早晨梳頭時，每梳一下頭髮就掉一縷，他的心也跟著疼一下。即便不用梳子，隨手這麼一抓，就會掉落一地頭髮；睡一覺醒來，枕頭上也有很多脫落的頭髮。看著日漸稀少的頭髮，他急急忙忙買來補腎之藥服用，可惜並沒有很好的效果，於是他找上顏德馨教授。

趙先生服用生髮丸20天後就有新髮生出，繼續服用幾天後，療效更加顯著。生髮丸由側柏葉和當歸組成，側柏葉為常綠喬木柏科植物側柏的枝葉，味苦、澀，性微寒，入肺、肝、大腸經，具有涼血止血、止咳生髮的功效。中醫認為「髮為血之餘」，脫髮和陰血虧虛、血熱生風有關，食用側柏葉正是藥症相符，標本兼治；當歸具有活血

通經、改善脂質等功效，因此對脫髮也有不錯療效。

在顏老的諸多患者中，有的人服用生髮丸10天就長出新髮，當然也有服用一個多月才見效的，一般年長者或者禿頂者效果會稍微差一些。顏老指出，生髮丸適用於一般脫髮，尤其對清晨梳洗時脫髮較多的患者，療效頗為顯著，但它對於瘀血指症的患者以及禿頂患者效果並不明顯，這兩類患者需採用其他方法。

【健康回音壁】

日常生活中，脫髮患者要加強注意以下各事項，以防止繼續脫髮，促進新髮再生。

1.不用尼龍梳子和頭刷，因尼龍物品容易產生靜電，給頭髮和頭皮帶來不良刺激。最理想的是選用黃楊木梳和豬鬃頭刷，既能去除頭屑，增加頭髮光澤，又能按摩頭皮，促進血液循環。

2.不用脫脂性強或鹼性洗髮劑，這類洗髮劑的脫脂性和脫水性均很強，易使頭髮乾燥、頭皮細胞壞死。應選用對頭皮和頭髮無刺激性的無酸性天然洗髮劑，或根據自己的髮質選用。

3.精神狀態不穩定，每天焦慮不安會導致脫髮，壓抑的程度越深，脫髮的速度也越快，所以脫髮患者務必消除精神壓抑感。經常進行深呼吸，散步，做鬆弛體操等，可消除一天的精神疲勞。

4.燙髮吹風要慎重，吹風機吹出的熱風溫度達100度，會破壞毛髮組織，損傷頭皮，因此要避免頻繁吹風。燙髮次數也不宜過多，燙髮液對頭髮的影響也較大，使用次數多了會使髮絲元氣大傷。

5.空調要適宜。空調的暖濕風和冷風都可成為脫髮和白髮的原因，空氣過於乾燥或濕度過大都對保護頭髮不利。

6.避免曝曬。日光中的紫外線會對頭髮造成損害，使頭髮乾枯變黃，因此夏季要避免日光曝曬，在室外游泳、做日光浴時要注意防護。

7.避免不戴游泳帽在公共泳池長時間游泳。公共泳池中會使用大量漂白水殺菌消毒，這會使頭皮頭髮乾澀，使脂溢性脫髮患者更容易脫髮。

8.脫髮患者還要注意營養成分的均衡攝取，頭髮95％的成分是由動物蛋白質組成，這些物質大量存在於雞蛋、豬肉、沙丁魚、海帶、黃瓜、黑芝麻、海藻等食物中，特別是海帶和魚類。長期均衡地攝取這些食物可改善髮質，使頭髮變得不易脫落。

針刺上廉、阿是穴，養血生髮

【大師精華】

賀老常以上廉為主穴治療脫髮，選穴少兒精，取得了較好療效。必要時配合中脘、足三里、阿是穴等，以增強補養氣血之功。

——賀普仁《中國現代百名中醫臨床家叢書：賀普仁》

【國醫釋讀】

脫髮雖然只是一個看起來不起眼的現象，但影響著老人們的生活。在老年人脫髮的諸多原因中，氣血不足是較為常見的一個原因，尤其是女性出現氣血不足的狀況更為常見，由此而引發的脫髮、白髮問題也更為突出。

　　張女士出現脫髮已經10年有餘，她平時就容易精神緊張，晚上的睡眠情況不好，容易做噩夢，如果心中有事，晚上更是輾轉反側，難以入眠。她脫髮的地方小的跟黃豆一樣大小，大的像五分硬幣，形狀也不規則，最近因為工作緊張，脫髮處較以往更加嚴重。後來經過賀老辨症，認為張女士是因為勞傷氣血，血不養髮所致，治療應以調補氣血，養血生髮為主。方法是，取上廉穴、阿是穴（頭部脫髮處），以毫針針刺上廉穴1寸深，並密刺阿是穴。張女士經過10次治療後，頭部逐漸長出細髮。

　　賀老認為氣血不足，氣血失和，經氣阻滯，不能上榮於髮而導致此病出現。上廉穴位於前臂背面食指橈側，在肘橫紋下3寸處，屬於手陽明大腸經上的穴位，而陽明經多氣多血，因此刺激上廉穴可以達到榮養氣血、通經活絡的目的，對因氣血不足引起的脫髮效果很好。

【健康回音壁】

　　梅花叩刺的方式對脫髮也有不錯療效，先用梅花針在脫髮處叩刺，致皮膚局部紅潤出血，醫生用艾條在距離頭皮2公分左右的地方懸灸，以患者溫熱舒服而不覺灼痛為度。通過這樣的方式令頭皮局部血液灌注量增加，改善皮下細胞的營養，增加毛囊活性。

白蘭地擦頭皮，刺激毛囊長新髮

【大師精華】

　　每天晨起用白蘭地酒擦全頭髮根部，脫髮處多擦，可有效防治脫

髮。

——鄧鐵濤《鄧鐵濤臨床經驗輯要》

【國醫釋讀】

頭髮和人體的血液、內分泌、免疫系統等內部環境是否正常密切相關，任何一方出現了障礙，頭髮都會出現乾枯、脫落的現象。從血液這一方面來講，人體皮膚當中頭皮的皮膚較薄，當血液運行到此處時，血流的速度會減慢，如果流過的血液相對較少，就會出現脫髮的問題。

萬物生長都需要有良好的土壤，頭髮也是如此，頭髮所需養分供給充足了，脫髮、髮質乾枯的問題就自然得以解決。鄧鐵濤教授在談到脫髮的外治法時，給出了白蘭地酒擦頭皮的方法，長期堅持可有效防止脫髮。白蘭地是一種高度酒，用它擦頭皮，能夠刺激頭皮的局部皮膚，使血管擴張、充血，使更多的血液運送營養到毛囊處，從而促進毛髮的生長和恢復。

不過要注意的是，在使用這個方法前要確定頭皮是否會對酒精過敏，可先在耳後測試。取少量的白蘭地塗抹在耳後，一旦皮膚出現了紅腫、瘙癢等不適感，就說明對酒精過敏，不宜使用這一方法。另外，在用白蘭地擦頭皮時，不要用力過度，以免引致皮膚敏感及頭皮發炎。

【健康回音壁】

生薑塗抹脫髮處也有助於長出新髮，因為生薑的汁液辛辣刺激，所含有的薑辣素、薑烯油等成分，能使頭部皮膚血液循環正常化，促

進頭皮的新陳代謝，活化毛囊組織，有效防止脫髮、白髮現象出現。具體方法為：生薑切成薄片後直接塗擦脫髮部位，每次20分鐘，每日1～2次，7天為1個療程。生薑要隨用隨切，不宜切好備用。

內服加外洗，養血祛風治斑禿

【大師精華】

臨床慣用滋育肝腎、養血祛風之法。內服神應養真丹……輔以外洗香艾湯，其效益顯。

——顏德馨《顏德馨臨床經驗輯要》

【國醫釋讀】

斑禿的產生和情志密切相關，精神受到了刺激或長期過度緊張是斑禿發生的重要因素。中醫認為，思傷脾，恐傷腎，脾為生血之源，腎為藏精之所，如果精血的來源不足，血虛不能隨氣榮養皮膚，以致毛孔開張，風邪乘虛而入，風勝血燥，髮失所榮就會脫髮成禿。斑禿以脫髮為主要症狀，儘管脫髮的病因各有不同，但其根源以虛為本，因此治療時要用滋育肝腎，養血祛風之法。正是從這方面考慮，顏德馨教授常用神應養真丹加外洗香艾湯來治療斑禿。

神應養真丹是補肝腎、祛風、養血的經典成方，出自明代陳實功的《外科正宗》，全方由當歸、川芎、白芍、天麻、羌活、熟地黃、木瓜、菟絲子等八味中藥組成。方中的熟地、當歸、川芎、白芍可以養血和營，中醫講「髮為血之餘」，血足自然能生髮護髮；菟絲子有

補腎益精的作用，因為「腎之華在髮」，精充自然生髮有源；佐以羌活、木瓜、天麻祛風止癢，諸藥協和，共奏良效。在這一方劑中重用了天麻一味藥，天麻原名赤箭，始載於《本經》，顏老認為它「無風而獨搖，有風能定風，得金氣最足，風盛者可抑，風弱者可益，得剛柔造化之性」。現代藥理研究也證實，天麻有促進毛髮生長的作用。

　　在內服神應養真丹的同時，顏老還輔以外洗香艾湯以增其效。香艾湯由川槁本、白芷、艾葉、藿香、荊芥、甘松、防風、川芎各9克組成。用水300ml，煎煮20分鐘，晾至稍涼後淋洗患處，每日進行2次，每劑可用2天。經過實驗，人們發現本方具有抗菌、抗過敏及類激素樣作用。神應養真丹內治其本，香艾湯外洗理標，這種綜合治療斑禿的方法有很令人滿意的效果。

【健康回音壁】

　　精神狀態也是影響毛髮健康的重要因素。老年人應當儘量讓自己放寬心，遇事沉著不急，保持良好的情緒狀態，消除壓抑感。精神越是壓抑，脫髮就越快。有規律的生活方式及愉快的心情，才是養出一頭黑髮的關鍵所在。

李氏首烏益壽酒，不讓你的鬢髮早白

【大師精華】

　　何首烏、黑芝麻、黃精、當歸、枸杞子、杭白芍、黃芪各10克，將上藥共煎成濃汁，過籮去渣，兌入25度500毫升高粱白酒內。如多

配可按比例類推。每日2次，每次20-50毫升，久服無副作用。適用於鬚髮早白，腎虛腰酸，腿軟乏力，氣虛血弱。

————李輔仁《李輔仁治療老年病經驗》

【國醫釋讀】

酒性溫，味辛而苦甘，醫家之所以喜好用酒，是取其善行藥勢而達於臟腑、四肢百骸之性，故有「酒為百藥之長」的說法。其實，酒是一種最好的溶媒，許多用其他加工方法難以將有效成分析出的藥物，大多可借助酒的這一特性提取出來。

中醫認為久患疾病必將導致正氣虧虛、脈絡淤阻，因此各種慢性虛損疾病常常存在不同程度的氣血不暢、經脈滯澀問題，藥酒中含有補血益氣、滋陰溫陽的滋補強身之物，加上酒本身辛散溫通的功效，有利於各種慢性虛損性疾患的防治。

李輔仁教授行醫60餘年，自負責黨和國家領導人的高級醫療保健工作後，其主治方向轉為以診治中老年病及養生為主。作為一名中醫大家，李老對藥酒也是情有獨鍾。他配製的首烏益壽酒，對老人因肝腎不足、精血虧虛導致的鬚髮早白有不錯的作用。

方中的何首烏制後善補肝腎，益精血，補虛而不滋膩，為滋補良藥，若能和其他補肝腎益血的藥物同用，則藥理更佳；黑芝麻入肝腎而益精血，而且藥力平和，寒熱適中，不傷脾胃，對精血虧虛引起的鬚髮早白等症有一定的效用；黃精長於滋陰，又兼益氣，通過平補肺脾腎而能填精生髓，令腎精充足、骨強腦健，它與當歸同用，可共奏補腎填精養血之功，因此二者都可用於因腎虛導致的鬚髮早白；枸杞子通過滋補肝腎之陰，又有養血之功，也可用於治療上述之症；杭白芍味酸入肝，

善於養血斂陰，因此常被用於治療肝血虧虛引起的諸症；黃芪甘溫補氣，氣足則血旺，因此臨床上常用黃芪治療氣血雙虧症，配上當歸等補血藥，藥力更佳。諸藥合用共奏滋養肝腎、益精烏髮之功效，同時可借助酒的通經活絡功效，促進人體內外藥物的吸收。

【健康回音壁】

在治療白髮早生上，龜板酒方也受到一些人的喜愛。據說這是道光皇帝路遇山西省大寧縣縣官時贈給縣官的偏方，後來流傳到大寧縣野雞垣村一位老人手中。配方及用法如下：龜板、黃芪各30克，肉桂10克，當歸40克，羌活、五味子各12克，生地、茯神、熟地、黨參、白朮、麥冬、陳皮、山萸肉、枸杞、川芎、防風各15克。以上各藥研為粗末，放入布袋，浸在酒內（酒以浸沒布袋為宜），封閉半天，早、中、晚各飲一杯。

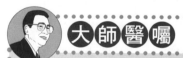

大師醫囑

脫髮有生理性及病理性之分。生理性脫髮指頭髮正常脫落，病理性脫髮是指頭髮異常或過度脫落，原因很多。周仲瑛教授認為，脫髮最根本的原因是肝腎虧虛、氣血不足，因此，在治療上就應該以補肝養腎為主。生活上，脫髮患者宜多食清淡、富含維生素B$_1$、維生素B$_6$、維生素E及富含蛋白質的食物，如黑豆、黃豆、黑芝麻、瘦肉、馬鈴薯等，忌食辛辣、溫燥、油膩食物，不宜飲濃茶、咖啡，並應適當減少洗頭的次數。

第十六章 耳鳴耳聾國醫方，助你聽力不衰老

國醫坐診

　　耳聾、耳鳴是聽覺異常的常見症狀，可由多種疾病引起。耳聾以聽力減退或聽力喪失為主症，耳鳴則表現為自覺耳內鳴叫，如聞潮聲，或細或暴，妨礙聽覺，二者常會合併存在，因此合稱為耳鳴耳聾。路志正教授與賀普仁教授對耳聾耳鳴的認識可說是「英雄所見略同」，他們認為，雖然造成耳聾耳鳴的原因有很多種，但總結起來不外乎外受風熱、肝火上逆、痰濁內積、肝腎虧虛、脾胃氣弱幾大類。

　　值得注意的是，不同病因導致的耳聾耳鳴，其症狀表現也各不相同。一般來說，凡由風熱造成的往往會突然耳鳴或耳聾，兼有表症；由肝火引發的則耳竅轟鳴，攻逆陣作，發怒時病情加重；痰濁容易引起耳鳴眩暈，時輕時重，感到煩悶不舒服；腎虛容易造成慢性耳聾耳鳴，患者耳鳴聲細，如蟬聲持續，其中兼有腰酸面目憔悴者屬於氣虛，耳鳴時常發作，體重減輕，勞累加重，陰虛者通常會有午後加重的情況。

　　顏德馨教授認為耳鳴、耳聾可先從虛實辨症，年老體衰者多為虛。虛症為腦氣與耳竅之氣不接，氣血無法上灌，治療時宜補氣活

血，通補結合。他常選用補中益氣湯加川芎、葛根、路路通等活血通竅之品治療，主要功用在於令氣血上養空竅，治療耳聾。

三味寶藥相交心腎，讓耳聾遠離你

【大師精華】

磁朱丸，原方組成：磁石60克，朱砂30克，神曲120克。共為細末，煉蜜為丸，每服6克，每日清晨空腹1次，開水送服。

——顏德馨《顏德馨中醫心腦病診治精粹》

【國醫釋讀】

磁朱丸是古方，最早見於唐代孫思邈所著的《千金藥方》，由磁石、朱砂、神曲合成。清代醫學家陳念祖在分析磁朱丸時說：「磁石生用，朱砂若煆炒則殺人。磁石黑色入腎，朱砂赤色入心，水能鑒，火能燭，水火相濟，則光華四射矣。然目受五臟六腑之精，精裨於穀，神曲能消五穀，則精易成矣，故為明目之神方。其治耳鳴耳聾者，亦以鎮墜之功能制虛陽之上奔耳。」

顏德馨教授認為，古方磁朱丸中的磁石辛寒入腎，益陰潛陽，重鎮安神為君藥，朱砂甘寒入心，清心降火，重鎮安神為臣藥，兩藥相伍，益陰潛陽，水火既濟，使精氣得以上榮，心火不致上擾，心腎交泰；佐以神曲健脾和胃，以助金石藥之運化，並可防其重鎮傷胃；三者煉蜜為丸，能夠補中益胃，而且可以緩和藥力，共奏益陰潛陽，重鎮安神之功。磁朱丸用以治療陰虛內熱，耳鳴耳聾，視物昏花等症有

不錯的效果。對心腎不交引起的心悸失眠、癲癇也有明顯療效。

其實，如果將朱砂與磁石兩藥共煉，那麼療效就會降低，但若將兩藥研成細末入丸散，則非但不會相惡，反能相輔相成，共奏滋腎潛陽、交通心腎、安神定志之功。兩藥是否相惡與劑型有莫大關係。

顏老指出，在具體應用磁朱丸時還要根據患者的不同病情加減變化。如果腎陽不足，形寒肢冷者，可配合服用補骨脂丸（補骨脂、胡蘆巴、杜仲、菟絲子、肉桂、川椒、熟地、當歸、川芎、菖蒲、白芷、蒺藜、磁石）以補陽開竅；腎陰虧耗，腰膝酸軟者，則可合用滋水清肝飲（熟地、山茱萸、山藥、丹皮、茯苓、澤瀉、當歸、白芍、柴胡、山梔、酸棗仁）以滋腎養肝；心悸失眠，神不守舍者，可合天王補心丹，清心寧志。

【健康回音壁】

過去的朱砂取自天然礦產，以湖南辰州為集散地，因此稱之為「辰砂」，經過炮製後的毒性甚小。而近年來朱砂源於合成，只能少量應用，以免蓄積中毒。雖然朱砂製成的成藥比一般製品緩和，且有較好的殺菌、解毒、生肌、長肉的功效，內服能鎮靜、鎮痙，但朱砂畢竟是汞化物，含有一定的毒性，因此內服不能過量，而且不宜長服。

杜仲腰花——老年耳聾國醫食療方

【大師精華】

杜仲12克，豬腰子250克，蔥50克，薑、蒜、紹酒、味精、醬

油、醋、豆粉、鹽、糖、花椒各適量，混合油100克。把腰子片開，去掉腰臊筋膜，切成腰花；杜仲加清水熬成濃汁50毫升；薑切指甲片；蔥切節。用杜仲汁一半，加紹酒、豆粉各15克，用鹽調拌腰花；杜仲汁一半，白糖、味精、醋、醬油、豆粉各5克，兌成滋汁，鍋熱後加混合油，燒成八成熟，放花椒，下腰花、蔥、薑、蒜快炒散，烹入滋汁，炒勻即成。適用於腎虛腰痛，步履不堅，陽痿遺精，老年耳聾等症。

——李輔仁《李輔仁治療老年病經驗》

【國醫釋讀】

　　杜仲豬腰湯是李輔仁教授推薦給因腎虛所致的老年耳聾者的食療方。有人可能要問了，耳鳴耳聾本來是耳朵上出了問題，怎會又跟腎扯上關係呢？中醫認為，腎為先天之本，如果腎虛了，全身器官的「能源」供應就會出問題，自然各個器官的功能相應地也就會受到影響。而且我們身體的五官九竅都和不同的臟腑有著密切的聯繫，耳朵和腎之間就緊密相連。《素問 陰陽應象大論》就提到「腎在竅為耳」，《靈樞 脈度篇》也記載：「腎氣通於耳，腎和則耳能聞五音矣。」由此可以看出，耳為腎之官，腎精足則聽覺聰靈，反之則兩耳失聰。

　　老年人由於體內腎精虧虛或是腎氣不足，很容易出現耳鳴、耳聾之症。對於這種耳聾的治療根源在於補腎，除了選用方藥外，還可用食療的方式。杜仲豬腰湯就是不錯的選擇。

　　中醫食療中有「以臟補臟」的說法，也就是以動物的某一臟器補益人體的某一臟器，雖然這一原則不能說絕對正確，但它確實是從許

多實際的療效中總結而來。動物的腎臟以豬腰子食用率最高，中醫認為，它具有補腎氣、通膀胱、健腰膝、治耳聾的功效。不過，並非所有的動物內臟都可補益人體相應的臟器，例如，膽苦寒清火，談不上什麼補益作用。

杜仲的使用已有兩千年的歷史，入藥首見於《神農本草經》，且列為上品，稱為「思仙」，李時珍稱之為「木綿」，因其皮中有銀絲如綿，折之不斷，故還有「絲連皮」之別名；另外，由於其藥用價值高、用途廣，也被譽為「植物黃金」。杜仲味甘、性溫，歸肝、腎經，《本草綱目》記載：「杜仲，能入肝，補中益精氣，堅筋骨，強志，治腎虛腰痛，久服，輕身耐老。」杜仲的組織中含有杜仲膠，雖然杜仲膠無毒，卻影響消化，不過，杜仲膠不溶於水，如果用杜仲來做湯可以有效地將杜仲膠隔離開來。另外需要注意的是，杜仲是溫補製品，陰虛火旺者不宜食用。

【健康回音壁】

杜仲也可用來泡酒飲用。方法是取杜仲50克，丹參10克，川芎25克，40度白酒1000毫升。將所有中藥裝入紗布袋中並紮口，放入酒罈中，倒入白酒後密封浸泡，20天後取出藥袋，即可取出澄清的酒液飲用。每次飲用30～50毫升。這款藥酒有補肝益腎，活血通絡的作用，適用於老年人因肝腎虧虛引起的腰酸背痛、腿腳無力、麻木等症。

耳鳴耳聾試試「口含生鐵，耳放磁石」

【大師精華】

磁療頗為歷代醫家所推崇，可用《濟生方》處方：靈磁石（如豆大一粒），穿山甲（燒存性）適量，共以新棉裹塞病耳內，口含生鐵一塊，覺耳中如風雨聲，即有效驗。

——郭子光《郭子光養生新論》

【國醫釋讀】

耳鳴耳聾也可能是氣虛造成的，正如《靈樞 口問》所說：「上氣不足，腦為之不滿，耳為之苦鳴」。常見於中年人的耳鳴重聽並逐漸失聰，現代醫學上的耳鼓膜內陷症也多屬此範圍。郭子光教授指出，氣虛引起的耳鳴耳聾應當內養與外調結合進行養生保健。他除了給出了按摩療法、針灸療法、藥物療法之外，還提到一種特殊的治療方法——磁療法。

磁療法是一種以磁場作用於人體治療疾病的方法，中醫用磁治病已有悠久歷史，漢代司馬遷的《史記》中就有關於「磁石」的記載，認為它具有磁性並可治療疾病。人們根據清宮醫案的載醫方分析，當年雍正帝也曾患耳鳴、耳聾和頭眩暈症，後來太醫院給出了磁石塞耳方為他治耳疾。此方寫道：「磁石豆瓣大一塊，用棉花包裹塞耳。」磁石味辛性寒，入肝經、腎經，重鎮而定神志，納腎而平沖逆，具有平肝潛陽之功、聰耳明目之效。

中醫學認為，腎開竅於耳，腎虛則耳不聰，而磁石有益腎，聰耳之良效，因此可用於治療耳疾。早在《神農本草經》中就有磁石除大

熱煩滿及耳聾的記載。清朝醫案中除有雍正帝用磁石治療耳鳴、耳聾的記載，還有光緒帝的相關醫案，他在30歲左右也常採用磁石塞耳方治療耳鳴，由此可見，磁石塞耳治療耳疾被帝王不斷採用，其中必有良效。

另外，根據現代醫學研究，磁場生物體的作用是通過體液進行的。生物體內一些起重要作用的酶和蛋白質含有一些微量的過渡金屬元素，磁場通過對金屬離子的影響而改變這些酶和蛋白質的活性。此外，磁場還會通過對一些帶電離子的作用影響到代謝、生化過程和膜電位的變化，並使組織液回流增加，促進體液吸收，起消腫作用。對於因內耳水腫而引起的耳鳴、眩暈等症，磁療有積極的治療作用。

【健康回音壁】

耳鼓膜內陷者可用手掌壓氣吸拔療法與自身鼓氣療法緩解耳鳴、耳聾之症。手掌壓氣吸拔療法的做法如下：用手掌向耳內慢慢施加壓力，然後快速地拔起，令耳鼓膜浮動，使耳膜內陷形位向正位變化；自身鼓氣療法的做法如下：在做完手掌壓氣吸拔療法後，口鼻緊閉，用力鼓氣，儘量讓耳鼓膜向外鼓出，以促使內陷的鼓膜能逐漸向外擴展。

賀老毫針刺法，通利少陽還你好聽力

【大師精華】

臨床上耳鳴耳聾患者較多，大致可分為實症及虛症兩類，前者多由肝膽之火上逆，少陽經氣閉阻，或感受外邪，壅遏清竅所致；後者

因腎虛其所，精氣不能上達於耳所致。治療法分別為清瀉肝火和補益腎精，主穴為聽宮、翳風、中渚，實症可配合谷、太沖，虛症可配太溪、築賓。毫針刺，實症用瀉法；虛症用補法。

——賀普仁《中國現代百名中醫臨床家叢書：賀普仁》

【國醫釋讀】

耳聾耳鳴和肝臟、腎臟的關係最為密切，從經絡辨症上分析，本病多和手足少陽經有關。比如手少陽三焦經的循行路線是「上項，系耳後，直出耳上角……從耳後入耳中，出走耳前」；足少陽膽經的循行路線是「上抵頭角，下耳後，從耳後，入耳中，出走耳前」，都經過耳朵周圍。因此，賀普仁教授在治療耳鳴耳聾時，通常會選擇聽宮、翳風、中渚三穴。然後根據實症和虛症再選擇合適的配穴，實症採用瀉法，虛症用補法。

46歲的王某患有耳鳴、耳聾症已有兩周，之前沒有明顯誘因地突然出現右耳耳鳴、聽力下降，同時伴有頭暈沉、口乾苦，大便兩天一解的症狀，望診發現他舌淡尖紅，苔薄白，切脈後發現他脈弦滑。賀老辨症為少陽阻滯，經脈不暢所致，採用清理少陽，通調經脈的治法。具體來說，取聽宮、翳風、中渚、合谷、太沖五穴，毫針刺採用瀉法，每次留針20分鐘。每週治療1次，就這樣在治療了3次後，王某的耳鳴症就有所減輕，聽力也略有好轉。

聽宮穴位於耳屏前，下頜骨髁狀突的後方，張口時呈凹陷處；翳風穴位於耳垂後耳根部，顳骨乳突與下頜骨下頜支後緣間凹陷處；

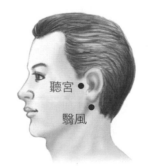

中渚穴位於手背部位，小指與無名指根間下2公分手背凹陷處。3個主穴都是陽經上的穴位，有疏通耳部氣血，止鳴複聰的作用。合谷穴和太沖穴合稱為四關穴，可瀉火熱，開竅啟閉。如果是虛

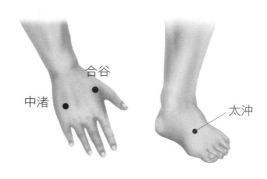

症，則需要3個主穴加上太溪和築賓兩個配穴，配穴屬於腎經的原穴，善於滋陰補腎，腎精充足則耳竅得養。

【健康回音壁】

湧泉穴和太溪穴都是補腎的要穴，對於治療耳鳴、耳聾自然也會有效。平時作為養生保健，大家可以每天按揉兩側的太溪、湧泉穴3～5分鐘，長期堅持，聽力就會得到改善。此外，保護聽力還可多吃新鮮的綠葉蔬菜和黑芝麻、核桃、花生。

耳朵保健操，開竅聰耳治耳鳴

【大師精華】

用兩手掩耳，手指放於後腦部，用食指壓中指，輕彈後腦風府穴36次，可聽到「咚咚」的響聲，力度要適中，氣功家稱「鳴天鼓」。此法可開竅聰耳，治療耳鳴、頭痛、神經衰弱等。

——賀普仁《國醫大師談養生》

【國醫釋讀】

賀普仁教授每天早起時堅持做眼、耳、齒保健操，其中的耳保健操他選用了「鳴天鼓」，操作方法簡單，對耳鳴患者有不錯的輔助治療作用。

「鳴天鼓」是傳統康復醫學中的一種保健方法，散見於諸多醫史文獻中。《河間六書》中記載：「雙手閉耳如鼓音，是謂鳴天鼓也。由脈氣流行而閉之於耳，氣不得泄，沖鼓耳中。故聞之也。」除此之外，《陸地仙經》、《內功圖說十二段錦總訣》、《內外功圖說輯要諸仙導引圖》等也有相關記載。

文獻記載「鳴天鼓」具有益氣安神、聰耳醒腦、寧眩止暈的功效。既可用於治療耳鳴、眩暈、失眠、頭痛等病症，也可用作日常的養生保健。在「鳴天鼓」的動作中，手指敲打的是風府穴，風府穴位於頸部後枕骨下兩筋中間，後髮際正中直上1寸處，居於督脈之絡入腦之關口，同時又是足太陽、陽維、督脈智慧，便於調動諸經之氣直達病灶。耳鳴的病位在腦，症屬清竅不利，而風府穴可「散風息風，通關開竅」、「治腦中百病」，因此取風府穴可謂穴症相符。另外，

風府穴的位置靠近椎基底動脈，後者的分支內挺動脈於面神經、前庭神經、耳蝸神經伴行，入耳道，分佈於內耳。因此手指輕敲風府穴可對治耳鳴，清醒頭腦，尤其是在早晨起床後或疲勞後，效果更加明顯。

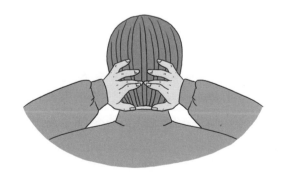

【健康回音壁】

我們也可嘗試給耳朵做按摩，來達到「耳聰目明」的目的。

1.揉耳郭：兩手捂住耳朵，掌心對著耳郭，然後從後至前，再從前至後輕揉耳郭。

2.鑽耳眼：食指分別輕輕插入到兩側的耳孔內，就像鑽井打水一樣，在耳孔裡轉動，注意均勻用力，切勿劃傷外耳道皮膚。

3.掐痛點：在耳郭上尋找痛點，然後用指尖進行掐捏，這是因為身體的疾病會在耳郭的相應部位出現敏感疼痛點；也可以從耳郭到耳垂，再到耳屏，進行依次的掐按。

4.拉耳垂：拇指和食指一起捏住耳垂後，進行反復的搓揉，不時地向下牽引耳垂，力量以不使耳根及耳郭部分疼痛為限。

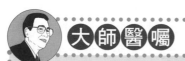

大師醫囑

耳鳴、耳聾是一種生理功能衰退的表現，聽力下降的速度因人而異。顏德馨教授認為，雖然耳聾是人生不可避免的一段生理過程，但是平時如果能加強體育鍛煉，保持良好的心態，起居規則，房事有節，可以延緩衰老的過程，降低老年性耳聾的發展速度。

李振華教授非常重視經穴的調理，他每日起床後、睡覺前，都會揉搓聽宮、耳門、顱息等穴，以助聽力。耳聾耳鳴患者也可參照這種方法，通過揉搓經穴達到養生治病的目的。

第十七章 延年益壽國醫方，獨門絕技保長壽

 國醫坐診

　　許多「國醫大師」雖然年至耄耋，但依然診病治病，思路清晰，堅持在臨床的第一線，不遺餘力，這些八、九十歲的老人，何以擁有如此的健康狀態？

　　鄧鐵濤教授喜歡在午間散步，他認為人到老年，身體陽氣逐漸不足，容易出現怕冷、惡風、氣短乏力、腰膝酸軟等陽氣虛弱之相，而在陽光充沛時悠閒散步，可採集天地間最自然的陽氣，對於養生很有幫助；朱良春教授也很喜歡運動，他對運動鍛煉的原則是：量力而行，以輕鬆為度，貴在堅持；何任教授喜歡聽民族音樂，沉浸其中，可令心除煩憂，消散塊壘，寬敞胸懷，對身體也有清頭目、舒肝膈、健脾胃等功效……

　　由此可以看出，他們的身體健康與長期重視養生不無關係，他們結合自然規律去生活，去工作，而常年的這種堅持，讓他們比常人更健康、長壽。

李老養生十二段錦，調攝慢性病

【大師精華】

我不做劇烈運動，幾十年堅持「十二段錦」……十二段錦是坐位鍛煉，也適宜身體虛弱的老年人或有病不能起床者。我是從中年堅持至今，大有效益，早晚各練1次。

——李輔仁《李輔仁老年病獨特治驗》

【國醫釋讀】

「十二段錦」一共由十二個動作組成，原見於鍾離權的「八段錦」（《修真十書》），後來才分為了十二段，由於十二段錦的全部動作在進行時都取坐姿，因此又有「坐式八段錦」之稱。李輔仁教授在談及養生及運動鍛煉方法時，介紹說自己不做劇烈運動，但幾十年來一直堅持「十二段錦」，早晚各練1次。以下就介紹十二段錦的做法。

第一段錦：閉目冥心坐，握固靜思神

盤腿而坐，輕閉雙眼，舌舔上齶，去除心中雜念。坐姿要求豎起脊樑，腰不可軟弱，身不可向後倚靠。握固是氣功修煉中手的一種姿態，握手牢固可以閉關卻邪，方法可以是將大拇指屈於其餘四指下，也可拇指招中指中節，其餘四指皆收於手心。靜思的意思是靜息思慮，神不外馳。

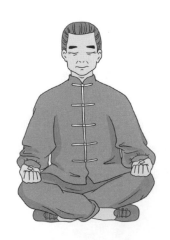

第二段錦:叩齒三十六,兩手抱昆侖

　　上下牙齒相叩作響三十六次,可以固齒。「昆侖」即頭,兩手十指相叉後繞到腦後抱住後頸,兩手掌心緊掩耳門,微微呼吸9次,不宜有聲。

第三段錦:左右鳴天鼓,二十四度聞

　　接上式,鼻息出入9次後,放下相叉之手,隨即將兩手掌掩在兩耳處,食指疊於中指上後作力放下彈在腦後,狀如擊鼓之聲,左右指各彈擊24次。彈擊時兩手同彈,一前一後,總共48聲後停止,收手握固。

第四段錦:微擺搖天柱

　　天柱是指後頸,低頭扭頸向左右側視,肩膀也隨著動作左右搖擺,兩邊各24次。

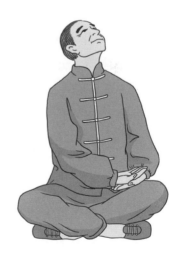

第五段錦:赤龍攪水津,鼓漱三十六

　　赤龍是指舌頭,這個動作先舌抵上齶,然後舌在口中上下左右攪動,使水津自生,然後鼓漱36次,分三次嚥下,要汩汩有聲。

第六段錦:閉氣搓手熱,背摩後精門

　　鼻子深吸一口氣,停閉不呼出,兩手互搓到發熱後,急分開摩擦

後背的「精門」，即腰兩邊軟處，一邊摩擦一邊徐徐放氣從鼻出。這樣反復練習36次，做完後依舊收手握固。

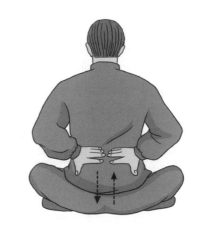

第七段錦：盡此一口氣，想火燒臍輪

吸氣後閉口，用意念引此氣向下行至神闕，等感覺神闕穴發熱後，再將氣由鼻徐徐放出，如此做21次。初學者如果氣不會行，可將手指點在肚臍上加強條件反射，長久地練習後，氣自會下行。

第八段錦：左右轆轤轉

彎曲兩臂，先以左手連肩圓轉36次，就像搖轆轤一樣；然後，右手也按照相同的方法練習。

第九段錦：兩腳放舒伸，叉手雙虛托

盤著的兩腳向前自然伸直，兩手交叉後反掌向上托，好似上托舉著重物一般，腰身也要著力上聳。手托上一次後緩緩放下，安手頭頂，繼續向上托，如此9次。

第十段錦：低頭攀足頻

左右兩手分別伸向前面握住雙腳，用力扳，同時身體向前傾，頭

低如禮拜狀，共做12次。做完後收腿盤膝而坐，收手握固。

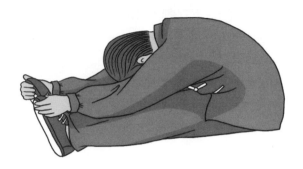

第十一段錦：以候神水至，再漱再吞津

再用舌攪口舌，等津液滿口時，鼓漱36次，連做兩次，算上第五段錦，一共進行了三次。後兩次所得津液分6次嚥下，要汨汨響聲。

第十二段錦：河車搬運畢，想發火燒身

意念臍下丹田似有熱氣如火，閉氣如忍大便狀，將此熱氣引導下行，運至穀道（即大便處），之後沿後背上升腰間命門穴，再升至脊背、後腦、頭頂心（百會穴）。又閉氣從額上、兩太陽穴、經耳根前、面頰、降至喉下、心窩（膻中），再下行到肚臍下丹田止。想著這團熱氣如發火燒身，行至何處，熱至何處。一般初練此功時，臍下的熱感不明顯，練功百日後就會出現明顯的感覺。

【健康回音壁】

「十二段錦」的練法雖然簡單，但是健身益壽、抗老防衰的功效顯著，非常適合患有慢性、虛弱性疾病患者的調養。不過要注意的是本法中需閉氣的動作，尤其是第七、第十二段需要在醫生的指導下進

行。凡是高血壓、青光眼、腦動脈硬化、肝硬化伴有門靜脈高壓者不適宜應用。老年人在練習時不宜劇烈和過度活動頸部，尤其是伴有頭暈或動脈硬化者更要避免猛烈回頭或扭頭。

何老的音樂療法可養生治病

【大師精華】

我喜歡聽民族音樂，這主要是指以中國民族樂器演奏的古典音樂和江南絲竹之類。我覺得聽了能使人心情舒暢、有益健康。

——何任《何任醫學經驗集》

【國醫釋讀】

音樂可以陶冶情操，也可養生治病，這在中國由來已久，很早以前《黃帝內經》就探討了音樂與人體生理、病理、養生益壽及防病治病的關係。天有五音，人有五臟；天有六律，人有六腑，《黃帝內經》中便記述了「宮、商、角、徵、羽」這五種不同的音階，並進一步將它落實到五臟，就出現了「脾在音為宮，肺在音為商，肝在音為角，心在音為徵，腎在音為羽」。所以在我國古代就有「以戲代藥」的療法，即用音樂治療病痛。

何任教授喜歡聽民族音樂，他說：「音樂與健康亦是有著緊密的關係，而民族音樂對養生有益的作用尤為明顯。」在眾多的音樂中，何老喜歡以中國樂器演奏的古典音樂、廣東音樂和江南絲竹之類，因為它們具有清、微、淡、元的特點，這樣的表達讓人有雅重的感覺，

正是這種感覺有益於人們的健康。

就那些傳統名曲來說，「將軍令」、「雨打芭蕉」、「二泉映月」、「漁歌唱晚」、「漢宮秋月」、「平沙落雁」等都是何老喜歡的音樂，這些樂曲聽後身心會產生一種安靜、舒坦、開闊、安謐的感覺。人們所熟悉的白居易名作「琵琶行」中描寫了彈琵琶的女子通過琵琶的彈奏傾吐自己悲戚的往事，聽琵琶的人也「江州司馬青衫濕」了，彈者和聽者雙方都吐露出了胸中的陳怨結氣，盡情地疏泄了心中的鬱悶，有益於身心健康。

何老還特別愛聽「春江花月夜」，從他十五、六歲時聽到如今九十多歲，真可謂是百聽不厭。何老說：「它讓我身心受益很大。當我忙時，心煩意亂時，抽時間聽一兩遍『春江花月夜』，就自然而然地輕鬆起來，頭腦格外清新……」

總之，這些民族音樂能讓人消除煩憂，消散塊壘，令心情舒暢，對於身體則有清頭目、舒肝膈、健脾胃、和氣血的功效。

【健康回音壁】

音樂雖然可以陶冶一個人的情操，撫慰一個人的靈魂，使人忘記疲勞與煩惱，還能引起情感上的共鳴，達到養生的目的，但聽音樂要注意以下幾點：

第一，聽音樂要適時適地。在早晚起床或就寢時可以用養生音樂，亦可在閉目養神時靜心體味音樂。在欣賞音樂時，最好離開音響設備2公尺左右，並且置身於音響的正前方，這樣可以比較好地接收音樂聲波且左右均衡，對聽覺最有利。

第二，音量一定要適當。音量的大小對人體的按摩作用只有很小

的區別，沒有太大的意義，如果聲音大到臟腑有感覺的話，人的耳朵會吃不消的，所以應以最佳聽覺感受來收聽音樂。

第三，睡眠音樂一定要慎重選擇。 除要有一般催眠曲必須具備的要素外，還要注意旋律的美感，最好選擇音量、節奏、情緒漸緩的曲子，這樣可使催眠的效果更好。睡眠音樂應在入睡前播放，播放時間酌情而定，長短不拘，但音量一定要適中，不要戴著耳機入眠。

陸老一天四個雞蛋，養髮又健腦

【大師精華】

我一天能吃四個雞蛋，早上一個，中午兩個，晚上一個……雞蛋是最好的蛋白，蛋黃是個胚胎，是生命的開始。這裡面有卵磷脂，卵磷脂能降低膽固醇，也是補腦最好的東西。

——陸廣莘《于丹對話國寶級中醫：朱良春、陸廣莘》

【國醫釋讀】

80多歲的陸廣莘教授很喜歡吃雞蛋，每天都會吃上四個，已堅持了二、三十年，但他的血脂一點都不高，血壓也正常，而且陸老的頭髮烏黑，從外貌上來看倒像是60多歲的人，他的思維敏捷，記憶力甚至超過許多年輕人。

其實，許多人對雞蛋存有誤解，認為蛋黃中含有太多膽固醇，因此不敢吃。有的人更為極端，吃雞蛋時只吃蛋白，絕不吃蛋黃。蛋黃真的這麼不健康嗎？如果單純從食物的成分來分析，一個蛋黃所含

的膽固醇就相當於身體一天需求量。不過，人體的膽固醇並非吃進去多少就補多少，正常情況下，人體的血膽固醇主要由肝臟合成，而通過腸內吸收的膽固醇是很有限的。當從腸內吸收的膽固醇增加時，肝臟膽固醇的合成量就會下降，從而維持血液中膽固醇的數量穩定。因此，可以這麼說，如果身體機能正常，不管食物含有膽固醇是高是低，身體都會幫助將膽固醇維持在最佳的水準，反過來，如果身體的代謝功能失調，就算不吃含膽固醇的食物，也有可能患上高血脂病。

　　蛋黃中除了含有膽固醇外，還含有豐富的卵磷脂。卵磷脂有什麼作用呢？它既能降低血脂，清除血管壁上沉積的膽固醇，還有保護肝臟的作用。蛋黃中所含有的卵磷脂能讓膽固醇變成細小顆粒，更容易被人體吸收利用，從而避免了在血管裡的堆積。陸老介紹說，卵黃是動物的胚胎，是孕育生命的物質，其所含的生物活性物質非一般所比，而且，現代研究發現卵磷脂也是腦細胞的關鍵物質，對大腦有保健作用。

　　當然，各人的體質不同，有的人多吃雞蛋有益處，但有的人可能會因為體內缺乏分解蛋白質和脂肪的酶，不宜多吃雞蛋。陸老也提到，自己雖然每天都吃雞蛋，但並非為這種養生法做宣傳，大家在食用時還是需要根據自己的具體情況而定。

【健康回音壁】

　　雞蛋的吃法可謂是多種多樣，如果從營養的吸收和消化率來說，煮雞蛋為100%，炒雞蛋為97%，嫩炸為98%，老炸為81.1%，開水、牛奶沖蛋為92.5%，生吃為30%～50%。從這些數字上來看，煮雞蛋可謂是最佳的吃法。

朱良春養生哲學：動可延年，樂則長壽

【大師精華】

好多老同志在離退休後都希望健康長壽、歡度晚年，前來詢求長壽保健之道。我每以「動可延年，樂則長壽」八字贈之。

——朱良春《長壽有道：名老中醫談養生》

【國醫釋讀】

朱良春教授將養生之道概括為八個字「動可延年，樂則長壽」。他認為，一個人要想健康長壽，最基本要做到兩點：一是適度運動，二是保持樂觀。

俗話說「要活就要動」，運動可以促進血液循環，加強體力，提高抗病防禦力；同時，運動還會讓渾身發熱、出汗，促進新陳代謝，對養生有很大的好處。但值得注意的是，運動一定要適度，不可超量。朱老每天生活節奏比較緊湊，沒有時間去練氣功、打太極拳，為了保持適度的運動量，他堅持每天騎自行車上下班，有時外出活動也騎，他說這是一種不占時間的鍛鍊方法。後來，由於客觀條件不具備了，朱老又開始每天早晨或晚上做5～10分鐘四肢活動的自由操，即左右擺動四肢，用手指梳頭髮，然後兩手擦面部、按摩耳翼，左右緩慢轉動頭頸，這樣能使頭目清爽、兩腿輕健，減少面部皺紋，控制頸椎病。

注重適度運動的同時，還要有樂觀的生活態度。古人有句衛生歌是這樣說的：「世人欲知衛生道，喜樂有常嗔怒少，心誠意正思慮除，順理修身去煩惱。」朱老說，人是處在矛盾之中的，不順心的事

經常遇到，但他從不懊惱、耿耿於懷，對名利之爭一笑了之，泰然自若，真正做到《黃帝內經》中所說的「恬淡虛無，真氣從之」。

【健康回音壁】

每個人都有自己的養生方法，但不論採用哪種養生方法，關鍵在於堅持，只有持之以恆，才能收到成效。在生活中，有不少人得病住院了才想起要保養身體，才注意起吃什麼有營養，甚至不惜花錢買人參、蟲草、燕窩、鹿茸等高級營養品來突擊進補，殊不知，「冰凍三尺，非一日之寒」，這樣做不可能立竿見影，操之過急還會事與願違。關鍵還是要把平時的養生功課做好，日積月累，身體的抵抗力就會提高，有一個好的身體基礎，就可少生病，即使生了病，也能夠較快康復。

張老自創徒手體操，保持整天精力旺盛

【大師精華】

我從長壽醫家華佗和道家出身的醫家孫思邈等人身上及道家養生術中汲取他們的經驗所長，結合自己的身體狀況，自編了一套徒手體操……這簡單的八節動作，每天7點鐘於起床後堅持鍛鍊，使我受益很大，首先可以保持每天精神旺盛；其次解決了我「五十肩」的問題，使我一直沒有重犯。

——張鏡人《國醫大師談養生》

【國醫釋讀】

　　張鏡人教授結合自己的身體狀況，自創了一套徒手體操加以鍛煉。因為他知道，生命在於運動，只要「動而適度」，就能使經脈氣血流通暢順，對養生很有幫助。這套體操運動雖然只有簡單的八節運動，但從上至下，舉手投足，熊經鴟顧，能運動全身各個關節。張老說，他每天7點鐘起床後堅持做這套養生操，使自己受益很大。具體方法如下：

　　第一節，**按摩洗臉**。即所謂的「乾浴面」，用手指及手掌摩洗臉部，特別是鼻翼兩旁的迎香、眉梁，以及雙臉頰。

　　第二節，**叩齒吞津**。有規律地上下叩擊牙齒，將蓄積的唾液嚥下，叩齒能堅固牙齒，吞津能滋養內臟。

　　第三節，**運動眼球**。遠近上下左右多方位都要到位。

　　第四節，**握拳振臂**。雙手握拳，左右臂輪換向上向後伸展擴胸，揮拳掄出時要有爆發力。

　　第五節，**雙臂弧圈圓掄**。起勢為雙手撮指虛握，在臍前相對，然後將雙臂懸肘沿著胸線緩緩上提，直達眉心，然後左右分開，展臂再回到起點，重點在於運臂提肩上移都要屏氣運動。此動作有利於改善肩臂關節粘連，即所謂的「五十肩」。

　　第六節，**插手扭腰**。要點是雙手叉腰雙腳合併，腰部擺浪掄圓，連同膝關節，幅度要大。

　　第七節，**彎腰俯仰**。要點是雙腳併攏，前俯時彎腰，雙臂下垂，指尖觸地，後仰時雙臂上舉，上身儘量朝後仰，腰部儘量往前挺。

　　第八節，**左右彈踢腿**。要點是要有爆發力。

　　張老強調，不管是什麼樣的鍛煉，一定要結合自己的身體情況，

即便是長期堅持的鍛煉，也要根據每天的情況適宜而作，適可而止。

【健康回音壁】

隨著年齡的增長，有些運動不僅不能達到運動效果，反而會給老年人的健康帶來危害。60歲以上的老年人最好別做以下三項運動：

1.**下蹲**：在做下蹲運動時，由於運動重心較低，會使膝關節負重過大，從而引起關節疼痛，並加快關節軟骨的磨損。而長時間的猛烈蹲起，也會使老年人的血壓變得不穩定。

2.**爬山**：爬山不利於保護老年人的膝關節，因為上山時膝關節的負重主要來自自身的重量，而下山時除了負擔自身體重外，還有身體向下衝的力量，這種衝擊會加大對膝關節的損傷。

3.**飯後散步**：不少老年人把「飯後百步走，活到九十九」這句話當做健身格言，其實，飯後百步走並不適合所有人。從現代醫學觀點看，吃飯特別是吃飽飯時，老年人的心臟負荷增加，餐後運動對心血管系統有明顯的負面作用。因此，老年人應避免在飽餐後2個小時內進行運動鍛煉。

百菜不如白菜，任老喜吃積白菜

【大師精華】

一方水土養一方人，百菜不如白菜。我非常喜歡吃東北的積白菜，每年秋天都要和老伴親自動手醃製一缸積白菜。

——任繼學《國醫大師談養生》

【國醫釋讀】

任繼學教授到了晚年非常注意適食以養，他所食用的各種食物並不是隨著菜市場的供應而走，而是跟隨大自然的四季演變而變化。比如，到了夏天任老喜歡吃黃瓜、番茄、豆角、茄子等應時蔬菜，而在冬季，當反季節溫室蔬菜佔據市場的時候，任老家的餐桌上卻依然只是蘿蔔、白菜、馬鈴薯、倭瓜、胡蘿蔔等蔬菜。

另外，任老非常喜歡吃東北的酸菜，每年秋天都會親自動手醃上一缸。在醃酸菜之前，需要先去掉白菜外面的老梆子和菜根，一般去掉1～2層，修乾淨後放入開水中燙一下，將水甩淨晾涼後，就可以一層層積在缸裡，每擺一層白菜就撒一些鹽。最後用一些老梆子蓋住最上面的白菜，壓上石頭，並用保鮮膜封閉缸口就可以等著發酵了。

白菜是北方秋冬季節最主要的蔬菜種類，它營養豐富，甘嫩芳香，清爽多汁，有「菜中之王」的美稱。中醫認為，大白菜微寒味甘，有養胃生津、除煩解渴、利尿通便、化痰止咳、清熱解毒之功效。大白菜可輔助用於治感冒、發燒口渴、支氣管炎、咳嗽、食積、便秘、小便不利、凍瘡、潰瘍出血、酒毒、熱瘡等。

醃製後的酸白菜，味道鹹酸，口感脆嫩，色澤鮮亮，香氣撲鼻，開胃提神，醒酒去膩，不但能增進食欲、幫助消化，還可促進人體對鐵元素的吸收。酸菜發酵是乳酸桿菌分解白菜中糖類產生乳酸的結果，乳酸是一種有機酸，它被人體吸收後能增進食欲，促進消化。同時，白菜變酸，其所含營養成分不易損失。

【健康回音壁】

值得注意的是，酸菜只能偶爾食用，如果長期貪食可能引起泌

尿系統結石。另外，食用含亞硝酸鹽過多的酸菜，會使血液中血蛋白變成失去帶氧功能的高鐵血紅蛋白，令紅血球失去攜氧能力，導致組織缺氧，出現皮膚和嘴唇青紫、頭痛頭暈、噁心嘔吐、心慌等中毒症狀，嚴重者還能致死。黴變的酸菜有明顯的致癌性，不可食用。

顏老的四位一體養生法

【大師精華】

我學習氣功已有多年，方法是雙膝盤坐或椅坐，腰脊不得彎曲，頭略下垂，雙手輕握，下垂於小腹部，然後意守丹田、調整呼吸⋯⋯我平時喜食大棗，每日早餐時食煮熟大棗5～10枚，以益氣養血，健脾安神⋯⋯有時神倦乏力，常用30克生黃芪，沸水沖泡，代茶飲以補氣。

——顏正華《國醫大師談養生》

【國醫釋讀】

顏正華大師已逾90高齡，依然能夠治病療疾、帶徒授課，活躍在中醫事業的第一線，他旺盛的精力讓許多同輩人自歎弗如。顏教授會有如此讓人羨慕的體魄，就是得益於其幾十年如一日的養生四法。

1.**氣功養生**：顏老長年堅持鍛煉，他年輕時早上起床第一件事是在操場慢跑3圈（約1.2公里），然後打太極拳十幾分鐘，到80歲以後改為每日散步一小時，堅持做體操。與此同時，他還經常練一練氣功，方法為：雙膝盤坐或椅坐，腰脊挺直，頭略下垂，雙手輕握，下垂於小腹部，然後意守丹田、調整呼吸。「意守丹田」即一心一意注

意丹田穴;「調整呼吸」即由胸部淺呼吸慢慢轉變為腹部深呼吸,使呼吸緩慢深長,達到「氣貫丹田」之效。一呼一吸可以計數,一般初學時每天做200～300次即可,以後逐步增加。

2.**藥膳養生**:顏老平時喜歡吃大棗,每天早餐吃煮熟的大棗5～10枚,可以益氣養血、健脾安神。上了年紀後,他有習慣性便秘的毛病,於是早餐便吃50～100克麥片粥,有時以芋頭、白薯為主食,或以30克決明子代茶飲,均有效果。每當他感到神疲力乏時,便用30克生黃芪,沸水沖泡,代茶飲以補氣。另外,他由於氣陰不足,夜間口乾舌燥,於是便常服生脈飲(人參、麥冬、五味子)以益氣生津止渴,也常服杞菊地黃丸以養陰明目,服天王補心丹以養心安神。顏老認為,藥膳養生當根據體質因人而異,才能收到良好的效果。

3.**房事養生**:顏老認為,一般男子在成年以後,至五、六十歲之前,每週房事在兩次之內是沒有損害的。如果因房事過度,引起頭昏、腰酸、健忘、神疲、性功能減退,甚至出現陽痿等腎虛精虧的症狀,首先要節欲保精,切忌濫用壯陽藥,同時需適度運動以增強體質。腎陰虛者,可酌情服六味地黃丸、二至丸、五子衍宗丸之類;陰虛火旺可服知柏地黃丸;腎陽虛者,可酌情服用紅參、鹿茸、淫羊藿、紫河車以及金匱腎氣丸、右歸丸之類。

4.**飲食養生**:顏老認為,在飲食上宜選用清淡富有營養而易消化的食品,如五穀雜糧、牛乳、豆製品、蔬菜、水果、魚類、海產品、瘦肉等,少吃脂肪、動物內臟、雞蛋黃等。他過去愛吃雞蛋,後經體檢發現膽固醇高了,於是限制每日不超過一個雞蛋,膽固醇逐漸恢復正常。

在煙酒上,顏老也嚴格要求自己。他年輕時有吸煙的嗜好,而且

煙癮較大，結果不僅經常咳嗽而且吐黃痰；60歲時開始戒煙，各種症狀全部消失。至於酒，他只飲少量低度酒，如黃酒或葡萄酒，每次不超過二兩，從不飲白酒。

【健康回音壁】

唐代藥王孫思邈的調氣養生法，包括調身、調息、調心三大要領。

首先，調身的要妙在於使身體完全放鬆，消除肌肉的緊張狀態，所以床要舒適柔軟，枕高與身相平，仰面正臥，兩手半握拳，平放於身兩側，距身四、五寸，兩腿伸直，兩足相距四、五寸。採取這種姿勢的目的是為了放鬆身體的各個部位，為調息做準備。

其次，調息就是調整呼吸，「口吐濁氣，鼻引清氣」，即口呼鼻吸，要求細長緩勻，以鵝毛置於鼻前而不動為準。吸氣用鼻，緩緩吸氣入於腹中，至不能吸為止；然後閉氣停止呼吸，至感覺氣悶時再從口細細將氣呼出，呼盡更吸，周而復始，呼吸時不聞其聲，務令細緩輕勻。

最後，調心之法在於心靜，「耳無所聞，目無所見，心先所思」，即定心閉目存思，想像觀看到太空中元和之氣，如紫雲成蓋，五色分明，下入毛際，漸漸入頂，猶如雨初晴，雲入山，透皮入肉，至骨至腦，漸漸下入腹中，四肢五臟皆受其潤，如水滲地，至腹中自覺汩汩有聲，便是效驗，繼而元氣達於氣海，下至湧泉，自覺身體振動，兩足蹺曲，這便達到了預定的要求。

老年人為了調節生活，在養生保健的同時可以多培養一些興趣愛好。吳咸中教授就培養了幾種花費不多，勞神不大的愛好，平時他

出國考察或外出開會之際，喜歡收集鑰匙圈，不擔任行政職務後，又嘗試過養鳥、馴鳥，此外他還在古稀之年學了電腦、攝影，這些新的興趣能夠給老年人的生活注入活力。張燦玾教授愛看戲，愛聽音樂，學習過多種樂器的演奏，在晚年的生活中又不斷發展著多種愛好和活動，他認為這些愛好和活動可以不同程度地緩解精神負擔，減少疲勞，讓腦力得到適當的休息。

第十八章 國醫進補方，送給老年人的養壽大禮包

國醫坐診

提到「進補」，人們並不陌生，「冬令進補」是自古就有的傳統。相對於年輕人，老人的各項身體機能呈現衰退之勢，進補也就顯得至關重要。不過，雖然有的老人認識到進補的重要性，但是不懂進補之法，身體反倒會出現越補越差的情況。

顏德馨教授認為，人的體質各異，男女老少有別，進補也要以辨症論治為綱。比如人參善補氣、鹿茸壯陽、阿膠補血，老人服用補品要根據「缺什麼、補什麼」的原則，平其有餘，補其不足。若只追求價格昂貴的補藥，而不結合病人的體質、病機等全面剖析，等於「於事無補」。

班秀文教授同樣提醒大家，不要迷信廣告商的宣傳，如果補益不當，人參、燕窩也能殺人。對於年老體弱者，他建議可以通過對食物的營養攝取來調理，以避免藥物的刺激。從這一方面講，許多國醫大師都贊同「醫補不如食補」這一觀點。具體到每位國醫大師，各自也有著自己獨特的進補方。

顏老的延壽膏方，你也可以配製

【大師精華】

（膏方）其實很普通的，就是一般的紅花、桃仁、丹參、赤芍再加點柴胡就可以了，我沒有什麼保密的，就這幾個藥，經常吃吃，的確有用。

——顏德馨《中華醫藥》

【國醫釋讀】

雖然已是90多歲高齡，但顏德馨教授依然精神抖擻、不知疲倦地奮戰在醫療工作的第一線。說到自己的養生經驗，顏老覺得最重要的就是要養好氣血。他認為人體的長壽與衰老和氣血緊密相關，氣血流暢則臟腑和調，人也會健康長壽。

顏老提出了「久病必有瘀」、「怪病必有瘀」的說法，認為瘀血是人體衰老的主要因素。在延緩衰老的領域中，他利用膏方養生，獨樹一幟，享譽中外。對於自己的身體健康，顏老很有自信，這一方面有他堅持運動，勤動腦，飲食有節，調情志等因素，另一方面則得益於他為自己製作的防衰老膏方。這個膏方由紅花、桃仁、丹參、赤芍、柴胡組成，雖然只有幾味小藥，卻能有行氣活血的作用，幫助我們延緩衰老。

膏方的具體配製方法如下：紅花、桃仁、赤芍、柴胡各9克、丹參12克。把這幾味中藥一齊倒入盛有清水的砂鍋中，用大火煎30分鐘，然後把藥汁倒在一個碗裡；再往砂鍋裡續上半杯開水，第二次煎煮鍋裡的藥，煎20分鐘，之後再倒出第二碗藥汁；第三次重複第二次

的做法，續上開水，再煎一次，還是20分鐘；20分鐘後，把第三碗藥汁也倒出來。接下來把砂鍋裡的藥渣都倒掉，再把剛才煎出的三碗藥汁全部倒回砂鍋，用大火燒至濃縮，再加兩、三匙蜂蜜繼續熬，把藥汁幾乎收成膏狀，最後盛在一個容器裡放進冰箱備用。

服用方法：溫開水化開加熱或煮開之後服用，早晚各服1次，每次1～2湯匙。

通常去醫院求膏方的患者多為中老年人，他們本身臟器漸衰，氣血運行不暢，呈虛實夾雜的病理狀態，此時服用的膏方如果一味地投補，反倒有可能適得其反。因此，老人所選的膏方既要考慮「彤个足者，溫之以氣；精不足者，補之以味」，更要針對中老年人氣血不和的病理機制，以「衡法」治則為指導，來糾正身體陰陽氣血的不平衡。

【健康回音壁】

膏方的服用時間，主要依據它所調解的身體部位而定，病在四肢、上焦、下焦等處，服用時間各有不同。

1.**空腹服用**。《本草經》謂：「病在四肢血脈者宜空腹而在旦。」此時服用的優點在於能夠讓藥物迅速入腸，並保持較高濃度，從而迅速發揮藥效。滋膩補益藥，宜空腹服，如果空腹服用腸胃感覺不適，可以改在半饑半飽時服用。

2.**飯前服用**。飯前服藥一般是指飯前30～60分鐘，病在下焦，想使藥力迅速下達者，可在飯前服用。下焦是指臍以下的臟腑，包括肝、腎、大腸、小腸、膀胱。

3.**飯後服用**。病在上焦，欲使藥力停留上焦較久者，一般在飯後

15～30分鐘時服藥。上焦是指橫膈以上的部位，包括心和肺。

4.**睡前服用**。如果希望能睡個好覺，服用補心脾、安心神、鎮靜安眠的藥物時，宜在睡前15～30分鐘前服用。

李老一杯四藥茶，共奏補氣、補血之效

【大師精華】

泡茶的這個藥呢，既要對身體有利，有保健作用，而且還講究味道，你不能天天搞點黃連來泡茶，那怎麼喝呢？這樣我就選了四味藥：黃芪、西洋參、枸杞子、黃精。

——李濟仁《中華醫藥》

【國醫釋讀】

黃芪、西洋參、枸杞子、黃精，看起來普普通通的四味藥，沒什麼特別，但配在一起有氣血雙補的作用。李教授50多歲的時候，由於工作壓力大，患上了嚴重的高血壓，經常感到頭暈目眩。《黃帝內經》中說「氣血失和，百病乃變化而生」，人體健康有一個重要的標準，那就是氣血充盈而調和，血充足了，四肢百骸、五臟六腑才能夠得到濡養；氣充足了，這些濡養才能完成。作為中醫專家的李教授自然知道自己的情況屬於氣血虧虛，氣血無法濡養頭腦，所以出現頭暈的症狀。於是，他經過縝密思考，給自己配製出了這帖藥茶。

具體來說，準備黃芪10～15克，西洋參3～5克，枸杞子6～10克，黃精10克。把藥放到茶杯裡，沖入開水，然後蓋上蓋子，悶5～10分鐘

就可以了。一天一杯，水沒了就續一點，最後把杯底的藥材吃掉。

　　這四味藥都是補藥，其中西洋參的功用與黨參、人參基本相似，但是西洋參性偏涼，與偏溫的枸杞子相配，就是寒溫並用，共奏補氣、補血之效。另外，黃芪為「補藥之長」，可以補養五臟六腑之氣；黃精有「補諸虛，填精髓」的功效，主要用來補血。四藥相合，就能夠達到調理氣血、通經活絡的效果。

　　當然，藥茶雖然能調理氣血，但並非所有人都適用。手腳四肢冰涼、腹瀉患者及身體屬寒冷型者，不宜喝這種藥茶。

【健康回音壁】

　　明代著名醫家李時珍在談到黃芪的命名時說：「芪，長也。黃芪色黃，為補藥之長，故名。」黃芪，甘溫，長於補氣、升養、固表、生肌、利水，是著名的補氣藥。民家歷來有黃芪燉雞的補法，將去淨內臟的雞塞上黃芪，一同清燉，最後飲湯食肉，對於病後的人大有補益。

～張學文自製藥飲，口不渴、身不累

【大師精華】

　　這些年我堅持比較好的一個自製藥飲，是用菊花、麥冬、枸杞三味約15克左右，每天早晨上班時泡一茶杯，半小時後就開始喝水，並逐漸將三味藥吃掉（麥冬吃時抽取中心筋），我一上門診至少六、七個小時，但不覺得累，精神好，口不渴，頭腦清楚。

——張學文《國醫大師談養生》

【國醫釋讀】

　　張學文教授堅持飲用的藥飲，只有三味藥：菊花、麥冬、枸杞。古時將菊花雅稱「延壽客」，民間還稱之為「藥中聖賢」，菊花有「久服利血氣，輕身耐老延年」的作用，《神農本草經》中早已將它列為「上品」。作為藥用，歷代醫家均認為它可以疏風熱，清肝火，明頭目，對於風火肝熱導致的頭痛眩暈、目赤脹痛等均有很高的療效，因而從古到今菊花的使用率都很高。現代研究發現，菊花有「通官竅、利滯氣」的作用，主要是因為它含有微量龍腦、樟腦和菊油環酮等揮發油。

　　麥冬甘寒質潤，具陰柔之性、滋陰之功，善於清養肺胃潤燥，又可清心火而除煩，是一味滋清兼備的補益良藥。傳統醫學認為，養陰潤肺、益胃生津多用去心麥冬，清心除煩多用連心麥冬。麥冬性寒，如因脾胃虛寒而見有腹瀉便溏、舌苔白膩、消化不良及外感風寒咳嗽者均不宜應用。

　　枸杞子紅如胭脂，豔如瑪瑙，古人稱之為「仙人草」、「西王母杖」，意為天賜之物，是常用的滋補類中藥材。自古以來，枸杞子就是滋補強身的佳品，有延緩衰老的功效，所以又名「卻老子」。枸杞子味甘，性平，歸肝腎二經，有滋補肝腎，強壯筋骨、養血明目、潤肺止咳等功效，一些中藥方常用枸杞子配伍治療腰膝酸軟、腎陰不足的症狀。

　　總之，因為菊花清頭目，枸杞養肝腎，麥冬滋心陰，綜合它們的養生功效而製成的藥飲，花錢少，療效好，是一款有利於健康的飲品。

【健康回音壁】

菊花不僅能泡茶飲，還可製成藥枕。方法是，取乾菊花1000～1500克，去除雜質和花梗後裝入布袋內，再套上枕頭，鋪上枕巾就可使用。這樣製成的藥枕有醒神降壓的作用，一般藥枕中菊花的藥效可緩慢揮發半年，這也是藥枕的使用壽命。為了防止藥枕中滋生小蟲，在放入布袋前可將菊花放到太陽下曝曬，或者在微波爐裡轉上一分鐘。

冬蟲夏草和野山參──張鏡人的術後滋養品

【大師精華】

腫瘤手術後，正氣極虛，中醫所謂虛則補之。主要滋養品是兩樣：一是冬蟲夏草，開始時每天1次，每次3～4枚，燉服，先飲汁，後將全草咀嚼，連渣嚥下；保養期間，每週3次。二是野山參，每天若干，研粉吞服，採取維持量。

──張鏡人《國醫大師談養生》

【國醫釋讀】

張鏡人教授86歲去世，也許與其他國醫大師相比，張老不算高壽。但在去世之前，他曾闖過多次大病的險關。其中，最嚴重的一次是1991年的胃部腫瘤手術，切除了胃的五分之四。在手術後，因為正氣虛，張老通過服用冬蟲夏草和野山參，為自己補充能量。

冬蟲夏草是一種名貴中藥材，也是天然的滋補強壯之藥，始載於《本草備要》。它的生長十分奇特，在冬天時蟲草菌絲會侵入土中的

蝙蝠蛾幼蟲體內，吸取養分而生存，到了次年夏季，則會在蟲體的頭部長出草莖，故名冬蟲夏草。

《本草從新》記載冬蟲夏草「甘平保肺，益腎，補精髓，止血化痰，已勞咳，治膈症皆良」。《本草綱目拾遺》認為它「功與人參同，宜老人」。冬蟲夏草入肺腎二經，既能補肺陰，又能補腎陽，主治腎虛、陽痿遺精、腰膝酸痛、病後虛弱、久咳虛弱、勞咳痰血、自汗盜汗等，是唯一一種能同時平衡、調節陰陽的中藥。由於它的藥性溫和，和其他滋補品相比，具有更廣泛的藥用和食用性，因此適合年老體弱、病後體衰、體虛者作為調補藥食佳品。

野山參是歷來公認的大補之藥，它生長在原始深山老林中，有的長達百年，沒有經過人工培植，沒有化學肥料的成分，因此藥用價值極高。最早的藥典《神農本草經》中就曾提到野山參有「補五臟、安精神、定魂魄、止驚悸、除邪、明目、開心益智」等功效。李時珍在《本草綱目》中稱野山參為「神草」，將其列為上品。總體來看，野山參有補虛救脫、大補元氣的功效，能強精健身益壽延年。

正因為冬蟲夏草和野山參的諸多功效，張老在腫瘤手術後仍能帶病延壽十多年。手術後或身體虛弱的老年朋友，可在醫生的辨症下服用二者，幫助補正氣、療虛損。

【健康回音壁】

冬蟲夏草的產量少，價格昂貴，因此市場上的假冒品較多。如果不仔細辨別，很容易花冤枉錢。冬蟲夏草的草莖與蟲體分離，蟲體無足或僅有三對以下，足部密生棕褐色細毛或質硬，嚼時有麵粉石膏味者，都可能是偽品。

冬蟲夏草全年均可服用，冬季服用效果更佳。除了張鏡人教授介紹的燉服外，也可泡酒、煲湯、煮粥服用，無論何種方法均應連渣服用。以下介紹幾款食補法：

1.先將糯米50克、冰糖適量放入砂鍋中加水煮成稀粥，再將冬蟲夏草5克研成粉末後均勻加入，煮上片刻即可。

2.將一隻老公鴨除內臟後，洗淨切塊，放入砂鍋裡燉煮，同時加入冬蟲夏草10克，適量的黃酒、鹽、清湯等，小火煲上2～3小時即可。

3.將甲魚切成大塊後，放入鍋中加清水煮沸，撈出放入湯碗中，加入冬蟲夏草10克，適量紅棗、料酒、鹽、蔥段、薑片、蒜片和雞清湯，上籠隔水蒸兩小時取出，揀去蔥、薑即可。

陸廣莘日常保健：「老三樣」加六味地黃丸

【大師精華】

我沒有服用特別保健品，就是老三樣，最便宜的。吃一包補中益氣丸和加味逍遙丸，可以抗抑鬱，一個星期吃兩次，每天吃也可以。感冒了，拉稀了，皮膚過敏了，蕁麻疹了，用防風通聖丸。再加一個六味地黃丸，家庭常備就夠了。

——陸廣莘《國醫大師談養生》

【國醫釋讀】

老年人由於生理功能衰退，特別是肝細胞數量減少，所含藥物代

謝酶的活性降低，致使解毒能力減弱，藥物不良反應增大；再則腎動脈的硬化，血流量減少，腎小球濾過率降低，使藥物隨尿液排出量減少，而產生蓄積毒性反應。因此，老人不能亂吃藥，更要少吃藥。當然，少吃藥不是不吃藥。

陸廣莘教授有一個醫療證，但從來沒用過，原因之一就是他家裡的「老三樣」：補中益氣丸、防風通聖丸、加味逍遙丸。

補中益氣丸，是由炙黃芪、黨參、炙甘草、白朮（炒）、當歸、升麻、柴胡、陳皮共八味草藥加工而成的傳統中成藥。「補中」指的是補中氣（脾陽之氣）不足的意思。本藥具有補氣升陽、調補脾胃的作用，用於脾胃虛弱、中氣下陷、體倦乏力、食少腹脹、久瀉、脫肛、子宮脫垂等症。除此之外，它還對免疫系統、消化系統、泌尿系統等有良好的調節作用，並能增強人體非特異性抵抗力，能抗菌、抗病毒等，尤其適合氣虛、易感冒者。

防風通聖丸出自宋朝時期金國名醫劉完素的《宣明論方》，原為散劑，現在藥店一般都有出售的丸劑。防風通聖丸由17味中藥組成，其中既有解表清熱的藥物，又有補氣養血的藥物，所以它外可祛入侵人體的邪氣，內能激發人體生命功能，達到扶正祛邪的目的。對感冒、咳嗽、腹瀉者有效，民間就有「有病沒病，防風通聖」一說。

加味逍遙丸也叫丹梔逍遙丸，是在方劑「逍遙丸」的基礎上加入牡丹皮、梔子二味中藥組成的，可疏肝理氣。陸老認為，加味逍遙丸與補中益氣丸合用可抗抑鬱。

三藥合用，對防治脂肪肝、肥胖等有一定療效，可安全地調理身體。需要注意的是，這些藥不能經常吃，每週吃2～3次就行。除此之外，六味地黃丸也是家庭應該常備的中成藥，它適合腎陰虛的人服

用，一些因為慢性疾病導致的肝腎不足、腎陰虧損者也可服用。

【健康回音壁】

老年人用藥之時，對某些攻伐之藥必須慎用或禁用。具體來說，有以下幾類：

1.慎用清熱解毒藥：清熱解毒類藥物偏涼，脾胃功能較差、體質虛弱的老人如果隨意服用，可能會導致胃痛、嘔吐或腹瀉等。近年來，臨床上已經有多起老年人因服用板藍根等清熱解毒藥引起消化道黏膜出血、造血系統出現輕度障礙，甚至過敏致死等不良反應的報導，大家需要注意。

2.慎用壯陽藥：老年人性功能衰退是正常現象，濫用壯陽藥物只是飲鴆止渴，對身體極為不利。要想延緩性功能下降，可從調理飲食、適當鍛煉等方面入手。

3.慎用寒性藥物：寒性藥物對正氣的損害很大，虛寒體質的老人常有肢體畏寒、小便清長、面色發白等特徵，一旦因服偏涼中藥造成不適，將加重陰陽失衡，對健康極為不利。

4.慎用瀉藥：老年人便秘，大多是因為身體過胖，腹部肌肉無力，腸蠕動減弱所引起的功能性便秘，如果靠瀉藥導瀉，容易發生結腸痙攣，使排便更加困難。還有如果服用大量或濃度過高的硫酸鎂、酚酞等溶液，可能自組織中吸收大量水分而導致脫水，老年人對水代謝尤其敏感。

何老養生茶，祛病延年保長壽

【大師精華】

雨前茶（龍井）對老年人最為適宜，因為它甘寒無毒，香味鮮醇，「得獻春之氣，寒而不烈，清而不峻」，故若有規律地適量飲用，不少虛熱病症還能在品茗談笑中消失，對祛病延年有一定的作用。

——何任《何任醫話彙編》

【國醫釋讀】

不少老年人都嗜茶如命，每天起床的第一件事就是泡茶、喝茶，而且一天都茶壺不離手。可喝茶也是很有學問的，喝對茶才能有延年益壽的作用。

何任教授認為老年人的體質多偏陰虛內熱，比如老年人常見的高血壓、中風、失眠等疾病多為真陰虧虛、虛火內熾所致。因此老人平時的養生應注意養陰清熱，而茶葉正是清熱之品，適量飲用自然有益，尤其是雨前茶對老年人最適宜。雨前茶，即穀雨前採摘用細嫩芽尖製成的茶葉，由於此時氣溫高，芽葉的生長相對較快，茶葉中積累的內含物也較豐富，滋味往往鮮濃而耐泡。明代許次紓在《茶疏》中談到採茶時節時說：「清明太早，立夏太遲，穀雨前後，其時適中。」何老認為，如果老年人能有規律地適量飲用，就會在品茗談笑中消除虛熱病症。

除了雨前茶，何老還有下面幾種茶療養生方，不同體質的人可根據自己的需求進行選擇。

1.醋茶：茶葉5克，用開水沖泡5分鐘後，滴入陳醋1毫升。可和胃

止痢，活血化瘀，治牙痛、傷痛等症。

2.糖茶：茶葉2克，紅糖10克，用開水沖泡5分鐘，飯後飲。有補中益氣、和胃消食之功效，也可治大便不通、小腹冷痛、痛經等。

3.鹽茶：茶葉3克，食鹽1克，用開水沖泡7分鐘後飲。有明目消炎，化痰降火、利咽等功效，可治傷風微咳、咽喉腫痛、牙齦發炎、雙目紅腫等。

4.蜜茶：茶葉3克，用開水沖泡5分鐘，待水微溫時沖適量蜂蜜，飯後飲。具有止渴養血、潤肺益腎之功效，也可治療虛弱、精神差、脾胃功能差及便秘等。

5.奶茶：在煮沸的牛奶中加入少許白糖，按1匙牛奶、2匙茶汁比例飲用。能健脾和胃、明目提神，適宜體弱、消化不良、久病者飲用。

6.菊花茶：茶葉、杭菊各2克，以沸水沖泡。具有清肝明目、清熱解毒之功效，久服可聰耳明目、抗衰老，能治乾咳、咽痛。

7.棗茶：茶葉5克，沸水沖泡7分鐘後，加入紅棗約10枚，有健脾補虛的作用。

8.金銀花茶：茶葉2克，金銀花1克，沸水沖泡後飲用。可清熱解毒、防暑止渴，對暑天發熱、癤腫、腸炎有效。

9.橘紅茶：橘紅3～6克，綠茶5克，開水沖泡後，放鍋內隔水蒸20分鐘後服用。每日1劑，隨時飲用。有潤肺消痰、理氣止咳之功，適用於咳嗽痰多之症。

【健康回音壁】

起床後空腹飲茶是一種很不健康的習慣，因為腹中無物時，茶

性會直接進入胃腸，這無疑是「引狼入室」。簡單地說，就是空腹飲茶後，胃液會被稀釋，胃的消化功能也會降低，很容易引起胃炎。而且空腹時，茶葉中的一些不良成分會被大量吸收入血，會使人產生頭暈、心慌、手腳無力、心神恍惚等症狀，這就是人們常說的「茶醉」。

　　喜歡在飯後立即喝茶的老年朋友也要注意，這種喝茶的方法也不利於健康。飯後馬上喝茶，會讓食物中的蛋白質、鐵質與茶葉中單寧酸發生凝集作用，形成一些凝固物，而老年人的腸胃功能一般較弱，對這些凝固物很難消化吸收，久了就會使體內的營養水準降低，影響體內器官的多種生理功能，還容易患上缺鐵性貧血。

　　在中醫藥的理論中，「食」與「藥」本是同源，很多食物本身就是藥物。不過，在制定飲食調養或藥膳養生的時候，一定要根據自己的體質情況而定。顏正華教授認為，人的體質有偏寒、偏熱、偏虛、偏實的不同，自然食養和藥膳也應因人而異才能收到良好效果。方和謙教授對此也提出他的看法，各種保健品和藥膳未必適合自己的身體需要，如果不當服用可能會損害身體，甚至危及生命。因此，選用任何保健品和藥膳，最終還要在專業人士的指導下服用，切忌盲目使用。

本草綱目

中的

家庭保健智慧

《大國醫》、《不生病的智慧大全集》
等經典保健巨著作者又一全新力作！

本書精彩內容：

首　　篇 ─ 主要講述《本草綱目》中一些本草養生的理
　　　　　論知識，比如辨別本草四性五味七情，食物
　　　　　好色之理，不同體質不同養生法等。

陰陽篇 ─ 介紹了補陽益氣、滋陰補血、去火排毒的一
　　　　　些本草方。

臟腑篇 ─ 介紹了養心、養肝、養肺、養腎、養脾、養
　　　　　腸胃的一些本草方，在介紹水的滋補功效
　　　　　時，主要從水養方、粥養方、酒養方入手。

四季篇 ─ 介紹了人們為了順應春夏秋冬四季而適宜用
　　　　　到的本草方。

美容篇 ─ 介紹具有美膚、瘦身、抗衰老功效的一些本
　　　　　草方。

百病篇 ─ 介紹了日常小病、富貴病、筋骨疾病、亞健
　　　　　康等方面的本草方；最後，針對家庭中的男
　　　　　女老少各個人群制定了不同的本草養生方。

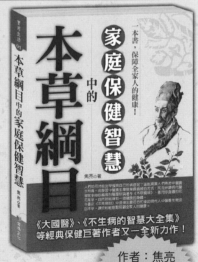

作者：焦亮
定價：320元

本書在各大書局、通路熱賣中……
購書專線：02-22763425　大宗訂購另有優惠！

實用生活 06

大國醫看診——30位當代國寶級國醫大師為您的健康把脈

金塊 文化

作　　者：焦亮
發 行 人：王志強
總 編 輯：余素珠
美術編輯：JOHN平面設計工作室

出 版 社：金塊文化事業有限公司
地　　址：新北市新莊區立信三街35巷2號12樓
電　　話：02-2276-8940
傳　　真：02-2276-3425
E-mail：nuggetsculture@yahoo.com.tw

匯款銀行：上海商業銀行 新莊分行（總行代號 011）
匯款帳號：25102000028053
戶　　名：金塊文化事業有限公司

總 經 銷：商流文化事業有限公司
電　　話：02-2228-8841
印　　刷：群鋒印刷
初版一刷：2013年5月
定　　價：新台幣280元

ISBN：978-986-89388-1-6（平裝）
如有缺頁或破損，請寄回更換
版權所有，翻印必究（Printed in Taiwan）
團體訂購另有優待，請電洽或傳真

國家圖書館出版品預行編目資料

大國醫看診：30位當代國寶級國醫大師為您的健康把脈
／焦亮著. -- 初版. -- 新北市：金塊文化, 2013.05
　　面；　公分. -- (實用生活；6)
　　ISBN 978-986-89388-1-6(平裝)

1.中醫 2.養生

413.21　　　　　　　　　　102007580

金塊●文化

金塊●文化